DE LA NUMÉRATION

DES

GLOBULES DU SANG

DANS LES

SUITES DE COUCHES PHYSIOLOGIQUES

ET DANS LA

LYMPHANGITE UTÉRINE

PAR

Angel FOUASSIER,

Docteur en médecine de la Faculté de Paris.

Avec 3 tableaux permettant de calculer rapidement
le chiffre des globules rouges, des globules blancs et leur rapport,
et 11 planches de tracés en lithographie

PRIX : 2 FR. 50

PARIS

A. COCCOZ, LIBRAIRE-ÉDITEUR,

RUE DE L'ANCIENNE-COMÉDIE, 11

1876

DE LA NUMÉRATION

DES

GLOBULES DU SANG

DANS LES

SUITES DE COUCHES PHYSIOLOGIQUES

ET DANS LA

LYMPHANGITE UTÉRINE

PAR

Angel FOUASSIER,

Docteur en médecine de la Faculté de Paris.

Avec 3 tableaux permettant de calculer rapidement
le chiffre des globules rouges, des globules blancs et leur rapport,
et 11 planches de tracés en lithographie

PRIX : 2 FR. 50

PARIS

A. COCCOZ, LIBRAIRE-EDITEUR,

RUE DE L'ANCIENNE-COMÉDIE, 11

1876

DE LA NUMÉRATION

DES

GLOBULES DU SANG

DANS LES

SUITES DE COUCHES PHYSIOLOGIQUES

ET DANS LA

LYMPHANGITE UTÉRINE

AVANT-PROPOS

On peut se convaincre, en remontant jusqu'aux premiers temps de la médecine, de l'importance considérable que les Anciens attribuaient au rôle que jouent les *humeurs* dans les maladies. L'humorisme, né avec Hippocrate, édifié en corps de doctrine par Gallien, en est la preuve. En tête des quatre humeurs, dites *cardinales*, se trouvait le sang, que l'on regardait comme étant de toutes la plus importante.

L'humorisme ancien régna longtemps : construit sur les bases fragiles de l'hypothèse, né de théories qui ne s'appuyaient ni sur l'observation ni sur l'expérimentation, il mourut enfin le jour où la Physiologie eut en main la méthode expérimentale. — Ce fut l'humorisme ancien qui mourut : l'humorisme subsista, et avec raison.

Mais alors, plus d'hypothèses : des observations et des faits. Cette période ne commence réellement qu'à la fin du siècle dernier avec Lavoisier et la naissance de la chimie ; elle s'accentue davantage par la suite avec les progrès de la chimie biologique.

Dans des travaux déjà anciens, MM. Andral et Gavarret, — que la France peut revendiquer pour les créateurs de l'hématologie pathologique, — avaient cherché, *par l'analyse chimique*, à déterminer les altérations du sang dans les maladies. Leurs études s'étendirent aux altérations de qualité et de quantité des éléments normaux et aux altérations par substances étrangères. Mais ce genre de recherches qui possédait peut-être les qualités nécessaires d'exactitude pour la connaissance du plasma, était nécessairement imparfait en ce qui concernait les éléments figurés du sang : insuffisant pour les globules rouges, impuissant pour les globules blancs.

Aujourd'hui, l'humorisme, si l'on peut encore employer cette expression, est entré dans une phase récente : à une méthode vieillie et insuffisante, a été substituée une méthode nouvelle dont les résultats, déjà considérables, sont un garant pour l'avenir. C'est à l'étude morphologique des éléments figurés du sang, par le microscope, que revient l'honneur de ces progrès, cette étude n'est, il est vrai, qu'un côté de la question : mais n'est-ce pas aussi le côté le plus important, sinon le côté capital ?

Ces recherches ont été jusqu'ici subordonnées aux améliorations des méthodes employées. Inexactes et difficiles avec Vierordt, Mantegazza, elles deviennent déjà faciles par le procédé de M. Malassez. Grâce eenfin au procédé nouveau, inventé par M. Hayem, elles sont désormais expéditives et presque rigoureuses.

Les travaux sortis de ces recherches, sont déjà nombreux. Elle revendique la découverte de la leucocythémie, les publications bien connues de M. Brouardel sur l'état du sang dans les phlegmons, dans les varioles, dans différents autres états pathologiques, les études de M. Hayem, de M. Malassez, plus récemment enfin, les travaux de M. Grancher, sur le chiffre normal des globules blancs et des globules rouges, et leur rapport à l'état physiologique.

PREMIÈRE PARTIE

CHAPITRE PREMIER

DE LA NUMÉRATION DES GLOBULES ROUGES

Dès 1777, Cullen (1) entrevoyait dans la chlorose une diminution de globules rouges du sang; mais ni lui, ni ceux qui s'occupaient alors de la question, n'avaient à leur disposition de moyens suffisants d'investigation, puisqu'ils s'en tenaient aux données des analyses chimiques (2).

Ce n'est qu'en 1845 que la découverte de la leucocythémie vint montrer l'importance des changements dans le nombre des éléments figurés du sang. C'est à peu près à cette époque que Piorry (3) entrevit la possibilité d'étendre le sang *d'une certaine quantité d'un liquide* n'exerçant aucune action sur les globules; mais il ne donna pas suite à son idée, et ce fut Vierordt (4) qui,

(1) Cullen. Eléments de médecine pratique, trad. par Bosquillon Paris, 1789.

(2) Pour la partie historique, nous nous sommes surtout inspiré de la thèse de M. Malassez (Paris, 1873), et nous y renvoyons le lecteur.

(3) Piorry. Traité de médecine pratique, Paris, 1847.

(4) Vierordt. Arch. für. physiologische Heilkunde, 1852-1854.

le premier, imagina une méthode complète de numération.

Cette méthode consiste à aspirer dans un tube capillaire une certaine quantité de sang, dont on mesure la
hauteur au microscope. L'observateur en obtient alors
aisément le volume, mélange ce sang avec un volume
connu de sérum, et étend le tout sur un porte-objet
en lignes étroites et régulières. Au bout de quelque
temps, la préparation est sèche, et il ne reste plus qu'à
compter les globules dans chaque ligne à l'aide d'un
micromètre.

Welcker (1) a ajouté à cette méthode, l'emploi
d'un porte-objet quadrillé qui lui permet de suppri-
mer le micromètre, et d'une platine mobile, qui permet d'observer facilement et rapidement diverses
parties de la préparation. Mais, malgré ces perfection-
nements, l'observateur n'en est pas moins obligé de
compter plusieurs milliers de globules, ce qui occa-
sionne une grande perte de temps sans parler de la
délicatesse extrême des manœuvres.

C'est à partir de Cramer (2) (1855) seulement que la
numération des globules devient pratique et relativement rapide. Il imagine en effet de compter les globules par volumes et non plus par surfaces, ce qui lui
a permis d'opérer avec les mêmes chances de certitude,
sur un nombre bien moindre d'éléments; de là résulte

(1) Welcker. Arch. des Vereins f. gemein. Arbeiten zu Gottingen,
1854.
(2) Cramer. Nederl. Lancet, 1855,

une considérable économie de temps et aussi une plus grande facilité d'exécution pour des mains peu exercées. A cet effet, deux lamelles de verre d'égale épaisseur sont collées sur les bords de la lame porte-objet. Elles servent à maintenir à un égal degré d'écartement les deux lames entre lesquelles on introduit le mélange à étudier.

On obtient ainsi une couche de liquide d'une épaisseur partout égale et facile à déterminer, et si l'on compte les globules sur une certaine surface, il sera aisé de trouver le volume correspondant et son rapport à 1^{mm} cube. A ce dessein, Cramer emploie un oculaire dans l'intérieur duquel est introduite une glace quadrillée dont les dimensions sont connues d'avance, et dont la projection découpe sur le champ de la préparation la surface à observer. L'emploi de cet oculaire a, du reste, sauf de très-légères modifications, été maintenu jusqu'à présent par tous les observateurs.

Mantegazza (1865) qui vient ensuite a proposé de revenir à la numération par surfaces, mais il reconnaît lui-même l'imperfection et la difficulté de son procédé. Qu'il nous suffise de dire que le mélange est fait sur le porte-objet même, ce qui est un obstacle à l'égale répartition des globules; en outre le mélange est placé entre deux lames de verre, et les globules sont comptés sur une certaine surface que l'on compare ensuite à la surface totale occupée par le mélange; mais rien n'assure l'opérateur que la hauteur de la couche liquide est toujours la même, et par conséquent que partout les surfaces sont proportionnelles aux volumes.

M. Potain a surtout été frappé de la difficulté pour les observateurs d'obtenir des mélanges parfaitement titrés, et c'est pour répondre à cette indication, qu'il a inventé le petit appareil appelé par M. Malassez *mélangeur Potain*. C'est un tube capillaire effilé en pointe à l'une de ses extrémités et portant près de l'extrémité opposée une dilatation ampullaire, dans laquelle est enfermée une petite boule de verre. Le tube est calibré de telle sorte que sa longue portion occupe un volume cent fois moindre que celui de la dilatation (1^{mm} cube pour 100) : un trait de chaque côté de l'ampoule indique les niveaux où ce rapport est exact. La longue portion du tube est alors divisée en 50 parties égales, qui correspondent par conséquent chacune à 1/50 de mm. cube.

Pour se servir de l'appareil, on aspire d'abord par le tube 1^{mm} cube de sang, puis du sérum en quantité suffisante pour remplir l'ampoule, on agite légèrement le tube, et la petite boule de verre aide à obtenir un mélange parfait. Si l'on chasse alors du tube les premières gouttes de liquide, qui, occupant la longue portion, ne sont que du sérum pur, si l'on introduit ensuite une petite bulle d'air destinée à faire index, il sera facile, en voyant de combien de divisions elle aura baissé dans le tube, de souffler sur une lame porte-objet autant de 1/50 de mm. cubes que l'on voudra. Il reste alors à compter le nombre des globules compris dans une division du tube, soit 1/50 de mm .cube. Pour cela, M. Potain emploie une lame porte-objet dite *à cellule*, c'est-à-dire une lame de verre creusée vers son centre d'une cavité dont la profondeur, soigneusement déterminée, est partout la même : dans cette cellule, le mélange que l'observateur chasse du tube, est disposé par petites gouttelettes assez fines pour être contenues chacune tout entière sous le champ du microscope. On les recouvre alors d'une lamelle de verre, on compte successivement les globules compris dans toutes ces gouttelettes, on en fait l'addition, et à l'aide d'un rapport très-simple, on obtient le nombre total de globules pour 1^{mm}. cube de sang.

Ce procédé est inattaquable au point de vue des résultats qu'il donne entre des mains exercées ; mais il est d'une délicatesse qui en rend l'emploi très difficile pour les physiologistes et les médecins.

D'abord il faut un certain tour de main pour isoler par un index d'air, une partie du mélange, sans que cet index remonte jusque dans l'ampoule ; et puis le champ visuel est souvent obscurci par la vapeur que produit dans la cellule l'évaporation des gouttelettes et qui vient se condenser sur la lame couvre-objet. Enfin, et surtout, rien n'est plus difficile que de déposer sur la lame de verre des gouttelettes suffisamment fines ; si on souffle un peu trop fort, ou si la lamelle est un peu humide, la gouttelette s'étale, et la préparation est à recommencer.

Il est encore assez difficile de s'assurer que l'on a bien passé en revue toutes les gouttelettes et qu'aucune n'a été comptée deux fois.

C'est pour répondre à ces inconvénients que M. Malassez (1) a imaginé le procédé qui porte son nom. « Pour faire le mélange, dit-il dans sa thèse, je n'avais rien de mieux à inventer que le mélangeur Potain : aussi me suis-je empressé de l'adopter. Mais, au lieu d'étendre le mélange en lignes comme M. Vierordt, ou de le déposer en gouttelettes comme M. Potain, j'ai imaginé de l'introduire dans un tube capillaire très-fin qu'on pourrait examiner au microscope, comme on examine les vaisseaux d'une patte de grenouille ; en comptant les globules compris dans une certaine longueur de ce capillaire artificiel, longueur dont on aurait déterminé le volume correspondant, on conçoit que par un rapide calcul, on puisse en déduire facilement le nombre des globules par millim. cube ».

Seulement M. Malassez supprime la graduation du mélangeur Potain, puisqu'il ne s'en sert plus pour mesurer des volumes ; il la remplace sur la longue portion du tube par deux traits qui lui permettent de prendre une quantité de sang égale à 1⟋100 ou 1⟋200 du volume de l'ampoule, par conséquent de faire son mélange au titre qui lui convient.

Quant au capillaire artificiel qu'il emploie, c'est un tube de verre à lumière aplatie pour éviter l'inconvénient de la réfraction, et usé à la meule, de telle sorte que le canal central se trouve plus rapproché de la face supérieure que de la face inférieure. Les tubes dont il

(1) Malassez. Société de biologie, séance du 28 décembre 1872.
     id.   Comptes-rendus de l'Académie des sciences, 1872.
     id.   De la numération des globules rouges du sang, thèse de Paris, 1873.

se sert ont en moyenne 0ᵐ.250 pour leur grand axe et 0.060 à 0.080 pour le petit axe, et l'une de leurs extrémités est relevée sous forme d'un petit cylindre auquel on peut adapter un tuyau de caoutchouc. Le tube est en outre fixé sur une lame porte-objet. Après avoir chassé du mélangeur les premières parties du liquide, on dépose une gouttelette du mélange à l'extrémité libre du capillaire. Soit par capillarité, soit au moyen d'une légère aspiration le liquide pénètre dans le tube. On place alors celui-ci sous l'objectif du microscope, et, à l'aide d'un oculaire quadrillé, on compte exactement les globules compris sur une longueur mesurée d'avance au micromètre.

Cette méthode, bien que de beaucoup supérieure aux précédentes, n'est pas néanmoins exempte de critiques.

« Je ne crois pas, dit M. Hayem, que le principe sur lequel repose ce dernier procédé soit exact. Outre la difficulté que doit présenter le jaugeage précis d'un espace capillaire très-petit, je me suis assuré par des expériences comparatives que tout appareil se remplissant par capillarité conduit à des résultats erronés. Le mélange sanguin est composé d'une partie liquide et de corps solides en suspension dans le liquide. Placé à une extrémité d'un espace capillaire, il y pénètre inégalement, la partie liquide s'introduisant dans l'espace capillaire plus facilement que les parties solides. L'introduction d'une partie du mélange dans le tube détruit donc l'homogénéité de la répartition des globules. De

(1) Hayem. Leçon sur la numération des globules du sang, 20 mars 1875.

plus, les parois elles-mêmes de l'espace capillaire re-
poussent les globules du sang, et il s'y forme une sorte
de zone claire, analogue à celle qui existe dans les ca-
pillaires naturels. Il en résulte qu'en calculant le nombre des globules d'après celui que contient un segment
de capillaire, on ne peut arriver à un chiffre exact. »

En outre, il est très-difficile de maintenir le capillaire
dans un état suffisant de propreté; et nous avons en-
tendu nombre d'observateurs se plaindre de cet inconvénient, et du retard qu'il apporte dans les observations.

Voici maintenant le procédé de M. Hayem qui nous
semble avoir répondu d'une manière satisfaisante à
toutes les exigences du problème.

C'est le procédé que nous avons employé; du reste,
la description que nous donnons a été complètement
empruntée à la leçon qu'il a faite à la Charité le 20
mars 1875.

« Notre cellule, dit-il (1), est formée par une lamelle
de verre mince, perforée à son centre, de manière à
présenter un trou d'environ 1 cent. de diamètre, et
collée sur une lame de verre porte-objet parfaitement
plane.

Cette lamelle de verre, ayant été amincie d'une quantité déterminée à l'aide du sphéromètre, on a ainsi une
cavité dont la hauteur est mathématiquement connue.
La hauteur que nous avons choisie est celle de 1ǀ5 de
millimètre.

En déposant au centre de la cellule une goutte du

(1) Hayem. Loc. cital.

mélange sanguin, et en la recouvrant immédiatement par une lamelle de verre très-plane qui vient reposer sur les bords de la cellule, on obtient ainsi une lame de liquide à surfaces parallèles, dont l'épaisseur est d'un cinquième de millimètre.

On retire le sang au moyen d'une piqûre de lancette faite à la pulpe du doigt. Un bout de tuyau en caoutchouc s'adapte à l'extrémité de la pipette pour faciliter l'aspiration.

Quant au mélange, on l'obtient au moyen de deux pipettes graduées ; l'une, celle qui sert à recueillir le sang, est formée d'un tube presque capillaire : trois divisions permettent d'y mesurer des volumes de 2, 2[12 et 5 millimètres cubes suivant la quantité de sang qu'on veut observer.

L'autre est destinée à mesurer le volume de sérum avec lequel on opère ; c'est un tube de plus large calibre, gradué de 100 en 100 millimètres cubes.

Le volume de sérum, soigneusement mesuré, est déposé d'abord dans une petite éprouvette dont la solidité est assurée par un pied métallique mobile. On aspire ensuite une certaine quantité de sang que l'on ajoute au sérum ; on a soin d'aspirer un peu du liquide que l'on repousse dans l'éprouvette, afin que le sang se trouve en totalité dans le mélange. On se sert alors d'une petite palette de verre pour mêler intimement les deux liquides. On agite continuellement jusqu'au moment où l'on retire et dépose, à l'aide de la palette, une gouttelette du liquide au milieu de la cellule du porte-objet, en prenant soin toutefois que cette gouttelette ne remplisse pas entièrement la cellule, et on la recouvre

d'une lamelle de verre, parfaitement plane, qui repose
sur les bords de la cavité. On a ainsi une lame de liquide, à surfaces parallèles, dont l'épaisseur est de 1ן5
de millimètre. Un carré quadrillé de 1ן5 de millimètre
de côté, étant également tracé sur l'oculaire, on a sous
les yeux un cube de 1ן5 de millimètre de côté.

Il est facile d'empêcher l'évaporation de la gouttelette, en faisant glisser, par capillarité, une petite
gouttelette d'eau sous les coins de la lamelle couvre-
objet, il faut veiller à ce qu'elle ne soit ni trop grosse
ni trop petite ; trop grosse, elle soulève la lame couvre-
objet ; trop petite, elle ne la mouille pas suffisamment
et ne donne pas l'adhérence des deux lamelles que l'on
cherche à obtenir.

C'est là le côté délicat du maniement de l'appareil de
M. Hayem, et, selon nous, le seul qui puisse prêter à
quelque erreur, si l'on a pas l'habitude de *mouiller* les
deux lames de verre sans les *écarter*.

La préparation est alors terminée, et après avoir
laissé aux globules le temps de se déposer au fond de
la cellule par leur propre poids, on s'assure facilement
de leur égale répartition, en faisant passer sous le
champ du microscope les différents points de la couche
liquide : il ne reste plus qu'à compter les globules contenus dans le quadrillage divisé, pour la facilité de la
numération, en seize petits carrés égaux.

Il nous paraît utile, malgré la répartition suffisamment égale des globules, de faire trois numérations,
en différents points de la préparation ; la moyenne de
ces numérations donnera un degré d'approximation
très-satisfaisant. On a généralement l'habitude de ne

compter que la moitié du nombre des globules qui sont à cheval sur la ligne la plus extérieure du quadrillage.

Le titre du mélange est variable suivant les observateurs. Pour nous, nous avons toujours employé une quantité de sérum invariable, 500^{mm}; et les trois traits que porte la pipette destinée à aspirer le sang, permettent d'obtenir des mélanges au 101^{mm}, au 201^{mm} et au 251^{mm}. Dans toutes nos observations, nous avons employé le mélange au 201me, c'est-à-dire que pour les 500^{mm} cubes de sérum, nous employons 2 1|2^{mm} cubes de sang ; c'est aussi à cette manière d'opérer que correspondent nos tableaux des globules rouges et des globules blancs.

Ainsi, dans un mélange au 201me, nous avons compté les globules que contient un cube de 1|5 de millimètre de côté.

Soit a le nombre trouvé.

Pour un cube d'un millimètre de côté, ce nombre sera 125 fois plus considérable, 125 a. Mais nous n'avons ainsi que le nombre total des globules compris dans un millimètre cube du mélange. Pour avoir le nombre des globules contenus dans 0^{n},001 cube de sang pur, il faut multiplier le total par le titre du mélange, c'est-à-dire par 201, soit :

$$a \times 125 \times 201 = 25125\, a.$$

Tableau des GLOBULES ROUGES contenus dans un millim. cube de sang.

20	502.500	80	2.010.000	140	3.517.500	200	5.025.000
21	527.625	81	2.035.125	141	3.542.62	201	5.050.125
22	552.750	82	2.060.250	142	3.567.750	202	5.075.250
23	577.875	83	2.085.375	143	3.592.875	203	5.100.375
24	603.000	84	2.110.500	144	3.612.000	204	5.125.500
25	628.125	85	2.135.625	145	3.643.125	205	5.150.625
26	653.250	86	2.160.750	146	3.668.150	206	5.175.750
27	678.375	87	2.185.875	147	3.693.375	207	5.200.875
28	704.500	88	2.211.000	148	3.718.500	208	5.225.000
29	728.625	89	2.236.125	149	3:743.625	209	5.251.125
30	753.750	90	2.261.250	150	3.768.750	210	5.276.150
31	778.875	91	2.286.375	151	3.793.875	211	5.301.375
32	804.000	92	2.311.500	152	3.819.000	212	5.326.500
33	829.125	93	2.326.625	153	3.844.125	213	5.351.625
34	854.250	94	2.361.750	154	3.869.250	214	5.375.750
35	879.375	95	2.386.875	155	3.919.375	215	5.401.875
36	905.500	96	2.412.000	156	3.944.500	216	5.427.000
37	929.625	97	2.437.125	157	3.969.625	217	5.452.525
38	954.750	98	2.462.250	158	3.994.751	218	5.472.250
39	979.875	99	2.487.375	159	3.020.875	219	5.502.375
40	1.005.000	100	2.512.500	160	4.045.000	220	5.527.500
41	1.030.125	101	2.537.625	161	4.070.125	221	5.552.625
42	1.055.250	102	2.562.750	162	4.095.250	222	5.576.750
43	1.080.375	103	2.587.875	163	4.110.375	223	5.602.675
44	1.105.500	104	2.613.000	164	4.120.500	224	5.628.000
45	1.130.625	105	2.638.125	165	4.145.625	225	5.653.125
46	1.155.750	106	2.663.250	166	4.170.750	226	5.678.250
47	1.180.875	107	2.688.375	167	4.191.875	227	5.703.375
48	1.216.000	108	2.713.500	168	4.221.000	228	5.728.500
49	1.231.125	109	2.738.625	169	4.246.125	229	5.753.625
50	1.256.250	110	2.763.750	170	4.271.250	230	5.777.750
51	1.281.375	111	2.788.875	171	4.296.375	231	5.803.875
52	1.306.500	112	2.814.000	172	4.321.500	232	5.829.000
53	1.331.625	113	2.839.125	173	4.346.625	233	5.854.125
54	1.356.750	114	2.864.250	174	4.371.750	234	5.874.250
55	1.381.875	115	2.889.375	175	4.396.875	235	5.904.375
56	1.407.100	116	2.914.500	176	4.422.000	236	5.929.500
57	1.432.125	117	2.939.625	177	4.447.125	237	5.954.625
58	1.457.250	118	2.964.750	178	4.472.250	238	5.978.750
59	1.482.375	119	2.989.875	179	4.497.375	239	6.004.875
60	1.507.500	120	3.015.000	180	4.522.500	240	6.030.000
61	1.532.625	121	3.040.125	181	4.547.625	241	6.055.125
62	1.557.750	122	3.065.250	182	4.572.750	242	6.086.250
63	1.582.875	123	3.090.375	183	4.597.875	243	6.105.375
64	1.608.000	124	3.115.500	184	4.623.000	244	6.130.500
65	1.633.125	125	3.140.625	185	4.648.120	245	6.155.625
66	1.658.250	126	3.165.750	186	4.673.250	246	6.180.750
67	1.683.375	127	3.190.875	187	4.698.375	247	6.205.875
68	1.708.500	128	3.216.000	188	4.723.500	248	6.231.000
69	1.733.625	129	3.241.125	189	4.748.625	249	6.256.125
70	1.758.750	130	3.266.250	190	4.773.750	250	6.281.250
71	1.783.875	131	3.294.375	191	4.798.875	251	6.306.375
72	1.809.000	132	3.316.500	192	4.824.000	252	6.335.500
73	1.834.125	133	3.341.625	193	4.849.125	253	6.360.625
74	1.859.250	134	3.366.750	194	4.874.250	254	6.395.750
75	1.884.375	135	3.399.875	195	4.899.375	255	6.420.875
76	1.909.500	136	3.417.000	196	4.924.500	256	6.446.000
77	1.934.625	137	3.442.125	197	4.949.625	257	6.471.125
78	1.959.750	138	3.467.250	198	4.975.750	258	6.496.250
79	1.984.875	139	3.492.375	199	5.000.875	259	6.521.375

Fouassier.

2

La perte de temps qu'exige ces calculs si fréquemment répétés, nous a suggéré l'idée de composer un tableau qui permet, par une simple lecture, d'obtenir le résultat.

Il suffit de lire, en face du chiffre correspondant au nombre de globules rouges contenus dans le quadrillage, le chiffre indiquant le nombre réel des globules contenus dans un millimètre cube de sang pur. Le tableau commence par le chiffre le plus bas et finit par le chiffre le plus haut, que nous ayons observé dans l'échelle pathologique et physiologique. Ces chiffres sont 20 et 260 correspondant, le premier, à 753,750 globules rouges, et le second à 6,155,525.

CHAPITRE II

DE LA NUMÉRATION DES GLOBULES BLANCS

Les manœuvres que nous venons de décrire sont excellentes pour la numération des globules rouges, mais l'examen le plus simple en démontre l'insuffisance pour ce qui concerne les globules blancs.

D'abord leur nombre est relativement très-restreint; ce nombre peut osciller à l'état physiologique, chez l'adulte, dans les limites extrêmes de 1[300 à 1[2200, rapport qui correspond aux chiffres réels suivants, par mill. cube : pour les globules rouges, 5 à 6 millions, pour les globules blancs, de 4,000 à 10,000. Ce sont là, du moins, les chiffres auxquels les recherches de M. Grancher l'ont conduit. Nos trois numérations qui portent dans le quadrillage, en moyenne, sur trois fois 200 globules rouges, ne doivent donner que un ou deux globules blancs. Il est impossible de tirer des conclusions sérieuses, quand on n'a pour base qu'un chiffre aussi faible.

En outre, si les globules rouges sont assez également répartis pour que tous les points de la préparation en présentent à peu près le même nombre, il est loin d'en être ainsi pour les globules blancs. Souvent, par exemple, tout le champ du microscope n'en présente pas un seul, tandis qu'un simple mouvement de la préparation en fait apparaître un grand nombre sur un point tout voisin. Cela tient peut-être à la viscosité bien connue de ces globules, de sorte que, malgré un mélange aussi

intime que possible, on ne peut jamais être assuré d'une
égale répartition dans la gouttelette.

§.

Ces difficultés, du reste, n'ont pas échappé à ceux
qui se sont occupés, avant nous, de cette étude, et en
particulier à M. Bonne (1), qui a employé, pour les
globules blancs, la même méthode de numération que
pour les globules rouges. Néanmoins, cette remarque ne
saurait infirmer en rien la valeur des recherches qu'il a
produites, puisqu'il ne s'est occupé que des variations
pathologiques, et que les résultats qu'il a donnés, étant
purement comparatifs, restent exacts.

Ainsi, nous voyons dans sa thèse que lorsque, dans
trois numérations, il n'a pas trouvé un seul globule
blanc, il fait descendre la courbe au-dessous de 10,000,
c'est-à-dire que pour lui le rapport des globules blancs
aux rouges cesse d'être appréciable. Or, ce chiffre de
10,000 globules blancs par millimètre cube, qui donne
un rapport d'environ 1⁄500 (si nous considérons une
moyenne de 5000000 de globules rouges), répond à peu
près à une des moyennes physiologiques. On n'a donc
pas encore pu, par ce procédé, se rendre un compte
exact des variations *physiologiques* dans le nombre des
globules blancs, puisque le chiffre le plus bas qu'on

(1) Bonne. Variation du nombre des globules blancs du sang dans
quelques maladies, thèse de Paris, 1875.

puisse atteindre se trouve encore trop élevé pour la plupart des observations.

§.

Notre cher maître, M. Grancher, qui s'est occupé récemment de la numération des globules sanguins, a bien voulu inspirer nos recherches et les diriger. Nous avons toujours employé et les procédés de numération et le sérum artificiel dont il a donné la formule à la Société de biologie, dans la séance du 27 mars 1876.

La numération des globules rouges étant terminée, la même préparation sert à l'étude des globules blancs ; mais au lieu de compter ceux-ci seulement dans l'étendue du quadrillage, nous les recherchons sur toute la surface du champ du microscope. Nous devons faire observer que cet examen ne présente pas plus de difficulté que la recherche des globules rouges dans le quadrillage. Le quadrillage, en effet, sert de point de repère au milieu du champ, et découpe celui-ci en plusieurs parties qu'il est facile d'explorer.

D'ailleurs, les globules blancs sont ordinairement peu nombreux, et se distinguent assez facilement des globules rouges ; ils sont sphériques, plus gros, blancs, transparents, et possèdent un éclat particulier. On peut arriver à les distinguer, sans difficulté, si l'on tient compte de leur éclat et de leur volume plus considérables ; en effet, tous les globules se trouvent au fond de la cellule, sur un même plan, et les blancs dépassent les autres. Donc, il suffit de relever le foyer de l'objectif pour que les globules blancs soient encore visibles quand les globules rouges ont disparu. On voit alors dans le champ de la préparation, sur le fond rougeâtre de la masse des globules rouges indistincts, apparaître des points blancs, brillants, qui sont les globules blancs, et il suffit alors de baisser le foyer de l'objectif pour reconnaître, en rendant à la préparation sa netteté première, que chacun de ces points est bien un globule blanc. Grâce à cette petite manœuvre, on fait une numération rapide, et on peut s'assurer qu'aucun globule ne peut échapper à l'examen. Il arrive aussi parfois que conservant leur vitalité, les globules blancs présentent des prolongements amœboïdes partiels, et on les observe alors sous les formes les plus variées.

§.

Nous croyons donc qu'on ne peut arriver à un chiffre un peu exact du nombre des globules blancs qu'à la condition de les compter, non plus dans le quadrillage, mais dans le champ entier du microscope. Or nous avons vu qu'il existe entre deux champs voisins, des différences assez notables pour que l'inconvénient ne soit pas complètement évité, et au lieu de nous contenter d'un seul champ, nous comptons les globules dans 10 champs successifs. Après les avoir comptés dans un premier champ, nous inscrivons le chiffre trouvé ; par un léger mouvement de la préparation, nous renouvelons alors le champ que nous

avons sous les yeux, et nous inscrivons à côté du premier le second chiffre que nous trouvons; nous agissons
ainsi jusqu'à ce que nous ayons dix chiffres à côté l'un
de l'autre; nous sommes sûrs alors d'avoir bien par-
couru dix champs de la préparation et pas davantage.

Nous avons cherché à plusieurs reprises s'il était
utile de compter dans vingt ou même trente champs;
l'expérience nous a appris qu'il suffisait de compter
dans dix champs.

Nous avions aussi eu l'idée de faire construire un
appareil à l'aide duquel les champs microscopiques
pussent se succéder exactement l'un à l'autre, grâce à
un mouvement de translation régulier de la lame porte-
objet. Nous avons renoncé à notre projet, parce qu'il
nous a paru que dans la numération de dix champs
pris au hasard, il y avait nécessairement superposition
partielle des champs microscopiques. Cette superposition, loin d'être nuisible à la numération, est utile,
car elle permet d'étudier dans un assez vaste espace
des combinaisons différentes. Au contraire, la succes-
sion régulière des plans laisse toujours au niveau du
point de contact des cercles, certaines parties de la
gouttelette sanguine inexplorées.

§.

Nous avons déjà vu de quelle façon on arrive aisément au chiffre exact des globules rouges contenus
dans 1 mill. cube de sang pur. Comment obtient-on
le chiffre exact des globules blancs par millimètre

cube? Avant d'indiquer ce calcul, nous devons faire observer que la numération des globules rouges a été faite seulement dans l'étendue du quadrillage, et il nous a fallu, par conséquent, pour pouvoir comparer les résultats, rechercher le rapport exact du champ au quadrillage. Voici comment nous y sommes arrivé:

Après avoir fait monter ou descendre le tube du microscope, jusqu'à ce que le côté du quadrillage corresponde exactement à 20 divisions du micromètre, c'est-à-dire 0,20 ou 1/5 de mill., nous avons observé soigneusement, à l'aide du même micromètre, le diamètre du champ, sans toucher en rien à la préparation. Nous avons trouvé pour ce diamètre $0^m,656$. Ce calcul a été établi pour l'objectif Nachet n° 2, et nous nous sommes servis du même instrument pour toutes nos observations (1). Alors connaissant le diamètre du champ (dans le cas présent $0^m,656$) et le côté du quadrillage, rien n'est plus facile que de connaître et l'étendue et le rapport de ces deux surfaces.

La surface du champ qui est un cercle de $0^m,656$ de diamètre, sera, d'après le le calcul de la surface du cercle :

$$3,1416 \times \left(\frac{0,656}{2}\right)^2 = 0^{mm}\,338.$$

D'un autre côté, le quadrillage est un carré de $0^m,20$. La surface est par conséquent

$$0,20^2 = 0^{mm}\,04.$$

(1) Il est évident que les chiffres que nous donnons ici ne sont exacts que pour l'instrument que nous avons employé ; mais on peut facilement obtenir les mêmes résultats et graduer soi-même son microscope. Les objectifs qui conviennent le mieux sont : 3 de Werick et 2 de Nachet.

Le champ est donc par rapport au quadrillage

$$0,338 : 0,04 = 8,5$$

C'est-à-dire que le champ du microscope représente en surface 8 fois et demie le quadrillage. Nous devons faire observer que nous avons un peu forcé le résultat trouvé, le chiffre exact serait 8,45 ; mais ceci nous a beaucoup facilité nos calculs et n'est pas une cause d'erreur, puisque ce chiffre de 8,5 ne se retrouvera jamais que dans une division, comme on le verra dans la suite, et que par conséquent la légère différence (0,05) sera elle-même divisée chaque fois par un nombre considérable et deviendra, par cela même, absolument inappréciable.

A propos de ce rapport, qu'on nous permette d'ajouter qu'en comptant le nombre des globules blancs dans un champ, nous les comptons sur une surface 8 fois et demie plus considérable que celle du quadrillage. Les comptant dans 3 fois 10 champs différents, nous les comptons sur une surface $30 \times 8,5$ fois plus considérable. Si nous admettons par exemple que la surface du quadrillage contienne en moyenne 200 globules rouges (5 millions par millimètre cube), nous connaîtrons par l'emploi de notre procédé un nombre de globules blancs en rapport avec : $200 \times 8,5 \times 30 = 51,000$ globules rouges. Il en résulte clairement que nos observations portent sur un nombre d'éléments assez considérable pour offrir toutes les garanties désirables d'exactitude.

Après avoir fait la préparation comme nous l'avons
indiqué pour les globules rouges, et compté les globules blancs dans dix fois le champ du microscope, nous
prenons la moyenne de ces dix numérations, soit a cette
moyenne ; a représente bien exactement la moyenne de
globules blancs dans un champ quelconque de la préparation ; ce chiffre divisé par 8,5 représentera le
nombre de globules blancs contenus dans le quadrillage, c'est-à-dire dans un cube de 1/5 de millim. de côté.

Il ne reste plus maintenant, pour obtenir le chiffre
exact des globules blancs contenus dans un millimètre
cube de sang pur, qu'à faire le petit calcul déjà indiqué
à propos de la numération des globules rouges. On a

$$a \times 125 \times 201 : 8,5 = 25,125\ a : 8,5.$$

Ce sont ces calculs faits d'avance que nous présen-
tons sous forme de tableau, afin de rendre la numération rapide, en conservant toujours les mêmes conditions d'exactitude. Ce tableau, néanmoins, ne peut
servir qu'aux expérimentateurs qui se placeront dans
les mêmes conditions que nous, c'est-à-dire d'opérer
sur un mélange au 201me et de se servir pour les observations de l'objectif Nachet n° 2 ou Wérick n° 3.

Le tableau suivant que nous mettons sous les yeux du
lecteur a été établi pour les nombres des globules blancs
qui se présentent le plus fréquemment ; il ne va que de
0,5 à 10 globules blancs par champ, c'est-à-dire que ses
limites extrêmes sont 1475 et 29558 globules par mill.
cube de sang pur. Or, ce chiffre de 29500 est assez fréquemment dépassé dans certaines affections. Il faudra

alors, pour se servir du tableau, ajouter au nombre correspondant à 10 globules par champ, soit, 29558, le chiffre correspondant au chiffre trouvé pour un champ moins 10. Par exemple, si la moyenne de pression, 10 numérations, se trouve être 14,4 globules blancs, j'ajoute à 29558 le nombre correspondant à 14,4 — 10, c'est-à-dire 4,4; ce nombre est 13005; mon chiffre total, pour 14,4 globules blancs, sera donc 29558 + 13005 = 42563.

Tableau des GLOBULES BLANCS contenus dans un millim. cube
de sang.

0.5	1.478	2.9	8.571	5.3	15.666	7.7	22.760
0.6	1.773	3.0	8.867	5.4	15.961	7.8	23.055
0.7	2.069	3.1	9.163	5.5	16.257	7.9	23.351
0.8	2 364	3.2	9.458	5.6	16.552	8.0	23.647
0.9	2.660	3.3	9.754	5.7	16.848	8.1	23.942
1.0	2.955	3.4	10.049	5.8	17.144	8.2	24.238
1.1	3.251	3.5	10.345	5.9	17.439	8.3	24.533
1.2	3.547	3.6	10.641	6.0	17.735	8.4	24.829
1.3	3.842	3.7	10.936	6.1	18.030	8.5	25.124
1.4	4.138	3.8	11.232	6.2	18.326	8.6	25.420
1.5	4.433	3.9	11.527	6.3	18.622	8.7	25.716
1.6	4.729	4 0	11.823	6.4	18.917	8.8	26.011
1.7	5.824	4.1	12.119	6.5	19.213	8.9	26.307
1.8	5.320	4.2	12.414	6.6	19.508	9.0	26.602
1.9	5.615	4.3	12.710	6.7	19.804	9.1	26.898
2.0	5.911	4.4	13.005	6.8	20.099	9.2	27.194
2.1	6.207	4.5	13.301	6.9	20.394	9.3	27.489
2.2	6.502	4.6	13.597	7.0	20.691	9.4	27.785
2.3	6.798	4.7	13.892	7.1	20.986	9.5	28.080
2.4	7.093	4.8	14.188	7.2	21.282	9.6	28.376
2.5	7.389	4.9	14.483	7.3	21.577	9.7	28.671
2.6	7.684	5.0	14.779	7.4	21.873	9.8	28.966
2.7	7.980	5.1	15.074	7.5	22.169	9.9	29.262
2.8	8.275	5.2	15.370	7.6	22.464	10.0	29.558

Table du rapport des globules blancs aux globules rouges.

	500,000.	6.	7.	8.	9.	1,000,000.	1.	2.	3.	4.	5.	6.	7.	8.	9.	2,000,000.	1.	2.	3.	4.	5.	6.	7.	8.	9.	3,000,000.	1.	2.	3.	4.	5.	6.	7.	8.	9.	4,000,000.	1.	2.	3.	4.	5.	6.	7.	8.	9.	5,000,000.	1.	2.	3.	4.	5.
1000	500	600	700	800	900	1000	1100	1200	1300	1400	1500	1600	1700	1800	1900	2000	2100	2200																																	
1500	333	400	466	533	600	666	733	800	866	933	1000	1066	1133	1200	1266	1333	1400	1466	1533	1600	1666	1733	1800	1866	1933	2000	2066	2133	2200																						
2000	250	300	350	400	450	500	550	600	650	700	750	800	850	900	950	1000	1050	1100	1150	1200	1250	1300	1350	1400	1450	1500	1550	1600	1650	1700	1750	1800	1850	1900	1950	2000															
2500	200	240	280	320	360	400	440	480	520	560	600	640	680	720	760	800	840	880	920	960	1000	1040	1080	1120	1160	1200	1240	1280	1320	1360	1400	1440	1480	1520	1560	1600	1640	1680	1720	1760	1800	1840	1880	1920	1960	2000					
3000	166	200	233	266	300	333	366	400	433	466	500	533	566	600	633	666	700	733	766	800	833	866	900	933	966	1000	1033	1066	1100	1133	1166	1200	1233	1266	1300	1333	1366	1400	1433	1466	1500	1533	1566	1600	1633	1666	1700	1733	1766	1800	1833
3500	143	171	200	228	257	287	314	343	371	400	427	457	485	514	563	571	600	627	657	785	714	743	771	800	827	857	885	914	943	971	1000	1027	1057	1085	1114	1143	1171	1200	1227	1257	1285	1314	1343	1371	1400	1427	1457	1485	1514	1543	1600
4000	125	150	175	200	225	250	275	300	325	350	375	400	425	450	475	500	525	550	575	600	625	650	675	700	725	750	775	800	825	850	875	900	925	950	975	1000	1025	1050	1075	1100	1125	1150	1175	1200	1225	1250	1275	1300	1325	1350	1375
4500	111	133	155	177	200	222	244	266	288	311	333	355	377	400	422	444	466	488	511	533	555	577	600	622	644	666	688	711	733	755	777	800	822	844	866	888	911	933	955	977	1000	1022	1044	1066	1088	1111	1133	1155	1177	1199	1222
5000	100	120	140	160	180	200	220	240	260	280	300	320	340	380	380	400	420	440	460	480	500	520	540	560	580	600	620	640	660	680	700	720	740	760	780	800	820	840	860	880	900	920	940	960	980	1000	1020	1040	1060	1080	1100
5500	90	109	127	145	163	181	200	218	236	254	272	290	309	327	345	363	381	400	418	436	454	472	490	509	527	545	563	581	600	618	636	654	672	690	709	727	745	763	781	800	818	836	854	872	890	909	927	945	963	981	1000
6000	83	100	116	133	150	166	183	200	216	233	250	266	283	300	316	333	350	366	383	400	416	433	450	466	483	500	516	533	550	566	583	600	616	633	650	666	683	700	716	733	750	766	783	800	816	833	850	866	883	900	916
6500	77	92	108	123	139	153	169	185	200	216	232	248	261	277	292	307	323	339	355	369	385	400	416	432	448	461	477	492	507	523	539	555	569	585	600	616	632	648	661	677	692	707	723	739	755	769	785	800	816	832	848
7000	71	85	100	114	128	142	156	171	185	200	214	228	242	256	270	285	300	314	328	342	356	370	385	400	414	428	442	456	470	485	500	514	528	542	556	571	585	600	614	628	642	656	671	685	700	714	728	742	756	771	785
7500	66	80	93	106	120	133	147	160	174	186	200	213	226	240	253	266	280	293	306	320	333	347	360	374	386	400	413	426	440	453	466	480	493	506	520	533	547	560	574	586	600	613	626	640	653	666	680	693	706	720	733
8000	62	75	87	100	112	125	137	150	162	175	187	200	212	225	237	250	262	275	287	300	312	325	337	350	362	375	387	400	412	425	437	450	462	475	487	500	512	525	537	550	562	575	587	600	612	625	637	650	662	675	687
8500	58	70	82	94	105	117	129	141	152	164	176	188	200	211	223	235	247	259	270	282	294	306	317	329	341	353	365	376	388	400	412	423	435	447	459	471	482	494	506	517	529	541	553	565	576	588	600	612	623	635	647
9000	55	66	77	88	100	111	122	133	144	155	166	177	188	199	211	222	233	244	255	266	277	288	299	311	322	344	355	366	377	388	399	411	422	433	444	455	466	477	488	499	511	522	533	544	555	566	577	588	599	611	622
9500	52	63	73	84	94	105	115	126	136	147	157	168	178	189	199	210	220	231	241	252	262	273	283	294	304	315	325	336	346	357	367	378	388	399	409	420	430	441	451	462	472	483	494	504	515	525	536	546	557	567	578
10000	50	60	70	80	90	100	110	120	130	140	150	160	170	180	190	200	210	220	230	240	250	260	270	280	290	300	310	320	330	340	350	360	370	380	390	400	410	420	430	440	450	460	470	480	490	500	510	520	530	540	550
10500	47	57	66	76	85	95	104	114	123	133	142	152	161	171	180	190	200	209	219	228	238	247	257	266	276	285	295	304	314	323	333	342	352	361	371	380	390	399	409	420	429	438	448	457	467	476	486	495	505	514	524
11000	45	54	63	72	81	90	100	109	118	127	136	145	154	163	172	181	190	200	209	218	227	236	245	254	263	272	281	291	300	309	318	327	336	345	354	363	372	381	390	400	409	418	427	436	445	454	463	472	481	491	500
11500	43	52	60	69	78	87	96	104	113	121	130	139	147	156	165	174	182	191	200	208	216	226	233	243	252	260	269	278	287	295	304	313	321	330	339	347	356	365	374	382	391	400	408	416	426	433	443	452	460	469	478
12000	41	50	58	66	75	83	91	100	108	116	125	133	141	150	158	166	175	183	191	200	208	216	225	233	241	250	258	266	275	283	291	300	308	316	325	333	341	350	358	366	375	383	391	400	408	416	425	433	441	450	458
12500	40	48	56	64	72	80	88	96	104	112	120	128	136	144	152	160	168	176	184	192	200	208	216	224	232	240	248	256	264	272	280	288	296	304	312	320	328	336	344	352	360	368	376	384	392	400	408	416	424	432	440
13000	38	46	53	61	69	77	84	92	100	107	115	123	130	138	146	153	161	169	177	184	192	200	207	215	223	230	238	246	253	261	269	277	284	292	300	307	315	323	330	338	346	353	361	369	377	384	392	400	407	415	423
13500	37	44	51	59	66	74	81	87	95	103	111	118	126	134	141	148	156	163	170	177	184	192	200	207	214	221	228	237	244	251	259	266	274	281	287	295	303	311	318	326	334	341	348	356	364	370	377	384	392	400	407
14000	35	42	50	57	64	71	78	85	92	100	107	115	121	128	135	142	150	157	164	171	178	185	192	200	207	214	221	228	235	242	250	257	264	271	278	285	292	300	307	314	321	328	335	342	350	357	364	371	378	385	392
14500	34	41	48	55	62	69	76	84	90	97	104	111	118	125	132	139	146	153	160	167	174	181	188	195	201	208	215	222	229	236	243	250	257	264	271	278	285	292	299	306	313	320	327	334	341	348	355	362	369	376	384
15000	33	40	46	53	60	66	73	80	86	93	100	106	113	120	126	133	140	146	153	160	166	173	180	186	193	200	206	213	220	226	233	240	246	253	260	266	273	280	286	293	300	306	313	320	326	333	340	346	353	360	366
15500	32	38	45	51	58	64	70	76	82	90	96	104	110	117	122	132	138	145	151	158	164	170	176	182	190	196	204	210	217	223	231	238	245	251	258	264	270	276	282	290	295	304	310	317	322	328	334	341	346	350	355
16000	31	37	43	50	56	62	68	75	81	88	93	100	106	112	118	125	131	137	143	150	156	162	168	175	181	188	193	200	206	212	218	225	231	237	243	250	256	262	268	275	281	288	293	300	306	312	318	325	331	337	343
16500	30	36	42	48	54	60	66	72	78	84	90	96	102	108	114	120	126	132	138	144	150	156	162	168	174	180	186	192	198	204	210	216	222	228	234	240	246	252	258	264	270	276	284	290	296	301	307	313	319	325	330
17000	29	35	41	47	52	58	64	70	76	82	88	94	100	106	112	118	124	129	135	141	147	152	158	164	170	176	182	188	194	200	206	212	218	224	229	235	241	247	252	258	264	270	276	282	288	294	300	306	312	318	324
17500	28	34	40	45	50	56	62	68	74	80	85	91	97	102	108	113	117	122	128	134	140	147	154	160	166	172	178	183	188	196	200	205	211	217	222	228	234	240	245	250	256	262	268	274	280	285	291	297	302	308	313
18000	27	33	38	44	50	55	61	66	72	77	83	88	94	100	105	111	116	120	127	133	138	144	150	155	161	166	172	177	183	188	194	200	205	211	216	222	227	233	238	244	250	255	261	266	272	277	283	288	294	300	305
18500	26	31	36	41	48	53	58	64	70	75	81	86	91	97	102	108	113	119	125	130	135	141	146	151	156	162	168	174	179	184	190	195	200	206	211	216	221	226	231	236	241	246	251	256	262	268	274	279	284	290	295
19000	25	30	35	41	47	52	57	63	68	73	78	84	89	94	100	105	110	116	121	126	131	136	142	147	152	157	163	168	173	178	184	189	194	200	205	210	216	221	226	231	236	242	247	252	258	263	268	274	278	284	289
19500	25	30	35	40	46	51	56	61	67	71	77	82	87	92	98	102	108	112	118	122	128	133	138	142	148	153	159	164	169	174	179	185	190	195	200	205	210	215	221	226	230	235	240	246	251	256	261	267	271	277	282
20000	25	30	35	40	45	50	55	60	65	70	75	80	85	90	95	100	105	110	115	120	125	130	135	140	145	150	155	160	165	170	175	180	185	190	195	200	205	210	215	220	225	230	235	240	245	250	255	260	265	270	275
20500	24	29	34	39	43	49	54	58	63	68	73	78	82	88	93	97	102	107	112	117	122	126	132	136	142	146	151	156	161	166	171	175	180	185	190	195	200	205	210	215	220	226	231	236	240	245	249	254	259	264	268
21000	23	28	33	38	42	47	52	57	61	66	71	76	80	85	90	95	100	104	109	114	119	123	128	133	138	142	147	152	157	161	166	171	176	180	185	190	195	200	204	209	214	219	223	228	233	238	242	247	252	256	261
21500	23	27	32	37	41	46	50	56	60	64	70	74	78	83	88	93	97	102	107	111	116	120	125	130	133	138	143	147	153	158	162	167	172	177	181	185	190	195	200	204	208	214	219	224	228	233	237	241	246	250	254
22000	23	27	31	36	40	45	49	54	59	63	68	72	77	81	86	90	95	100	104	109	113	118	122	127	131	136	140	145	149	154	159	163	168	173	177	181	186	190	195	200	204	209	213	218	222	227	231	236	240	245	249
22500	22	24	30	35	39	43	48	52	57	61	66	70	74	79	83	87	92	98	100	106	110	114	118	123	127	131	136	141	145	150	155	157	162	166	171	176	180	185	189	194	200	204	208	212	217	221	226	230	234	238	244
23000	21	25	29	34	38	42	46	51	55	59	64	68	72	77	81	85	90	95	100	103	107	111	115	119	123	128	132	136	140	145	150	154	157	162	166	170	175	179	184	188	193	200	204	205	212	216	220	224	229	233	237
23500	21	25	29	33	37	41	45	50	54	58	63	67	71	76	79	83	88	92	97	101	105	110	113	118	122	126	130	134	138	142	146	151	155	159	163	167	172	176	181	185	190	194	200	204	207	212	216	220	225	230	233
24000	20	24	28	32	36	40	45	49	53	57	61	65	70	74	78	82	87	91	95	100	104	108	112	116	120	124	128	132	136	140	145	149	153	157	161	165	170	174	178	183	187	191	195	200	204	208	212	216	220	224	228
24500	20	24	28	32	36	40	44	48	52	56	60	64	69	73	77	81	86	90	94	98	102	106	110	114	118	122	127	130	134	138	143	146	151	155	159	162	167	171	176	181	183	187	191	195	200	204	208	212	216	220	224
25000	20	24	28	32	36	40	44	48	52	56	60	64	68	72	76	80	84	88	92	96	100	104	108	112	116	120	125	128	132	136	140	144	148	152	156	160	164	168	172	176	180	184	188	192	196	200	204	208	212	216	220
25500	19	23	27	31	35	39	42	47	51	54	58	62	66	70	74	78	82	86	90	94	98	102	106	110	114	117	122	125	130	133	137	141	145	149	152	156	160	164	168	172	176	180	184	188	192	196	200	204	208	212	216
26000	19	23	26	30	34	38	41	45	49	53	56	60	64	68	72	76	80	84	88	92	96	100	104	108	112	115	119	123	127	130	134	138	141	145	149	153	156	160	164	168	172	176	180	184	188	192	196	200	204	208	212
26500	18	22	26	29	34	37	41	44	49	52	55	59	63	67	71	75	78	83	87	90	94	98	102	106	110	113	117	121	126	128	132	136	139	143	146	151	154	157	162	165	168	172	176	180	184	188	192	196	200	204	208
27000	18	22	25	29	33	37	40	44	48	51	55	59	62	66	70	74	77	81	85	88	92	96	100	104	108	111	115	119	122	126	130	134	137	141	144	148	151	155	159	162	166	170	173	177	181	185	188	192	196	200	204
27500	18	22	25	29	33	36	40	43	47	51	54	58	61	65	69	72	76	80	83	87	91	94	99	102	106	109	113	117	120	123	128	131	135	138	141	144	148	152	155	159	163	169	172	176	180	183	187	191	194	197	200
28000	17	21	25	28	32	35	39	42	46	50	53	57	60	64	68	71	75	79	82	86	90	93	97	100	104	108	111	114	117	121	125	128	132	135	139	142	146	150	153	157	160	164	168	171	175	179	182	186	190	193	197
28500	17	21	24	28	31	35	38	42	45	49	52	56	59	63	67	70	74	77	80	84	88	91	96	98	102	105	109	112	115	119	122	126	130	133	137	140	144	148	151	153	157	160	165	168	172	175	179	183	186	189	193
29000	17	20	24	27	30	33	37	41	44	48	51	55	58	62	65	69	72	75	79	83	86	89	94	97	100	103	107	110	113	117	120	124	127	130	133	137	141	144	148	151	155	158	162	165	169	172	175	179	183	186	189
29500	17	20	24	27	30	33	36	40	44	47	50	54	57	61	64	68	71	74	77	81	82	87	92	95	98	101	105	108	112	115	118	121	125	128	131	135	139	142	145	147	152	156	159	162	165	169	172	175	179	183	186
30000	16	20	23	26	30	33	36	40	43	46	50	53	56	60	63	66	70	73	76	80	83	86	90	93	96	100	103	106	110	113	116	120	123	126	130	133	136	140	143	146	150	153	158	160	163	166	170	173	176	180	183

§.

Si le chiffre des globules rouges d'une part et des globules blancs de l'autre est utile à connaître, le chiffre de leur rapport est encore plus utile peut-être, attendu qu'il semble qu'à l'état physiologique, ce rapport varie peu pour le même individu, tandis qu'à l'état pathologique les modifications dans les termes de ce rapport, sont des plus significatives. On pourra remarquer du reste dans nos tracés qui contiennent ce chiffre réel des globules rouges, celui des globules blancs et celui de leur rapport, que ce dernier varie presque constamment avec les globules blancs dont le nombre est sujet à des fluctuations beaucoup plus larges que le nombre des globules rouges.

De plus, il nous semble que la constatation du nombre des globules blancs et rouges ne laisse dans l'esprit qu'une idée vague et insuffisante, au lieu que leur rapport et ses variations peuvent être présentés sous forme de tracé graphique et permettent ainsi une interprétation rapide des observations.

Comme pour obtenir ce rapport, on est obligé de faire à chaque fois des divisions de plusieurs chiffres, nous avons réuni sous forme de tableau les résultats qui se présentent le plus ordinairement.

Ce tableau doit être consulté comme une table de Pythagore, la ligne supérieure et horizontale présente les globules blancs de 500 en 500 et la première ligne verticale les globules rouges de 100,000 en 100,000.

CHAPITRE III

DU SÉRUM

Outre les procédés que nous venons de passer en revue, l'étude de la numération des globules du sang comporte encore une question très-délicate : celle du sérum, c'est-à-dire du liquide avec lequel on diluera la gouttelette sanguine.

Sans un bon sérum, l'expérimentateur est arrêté à chaque pas; et la nécessité d'un sérum de parfaite qualité s'impose d'autant plus que les observations numériques des éléments figurés du sang sont très-laborieuses, et présentent, malgré tout, une certaine imperfection dans le résultat. Ecarter tout sérum qui ne serait pas irréprochable, c'est écarter au moins une chance d'erreur et rendre le travail beaucoup plus facile.

On peut, dès à présent, déterminer les conditions que doit réunir un sérum propre à l'observation.

Le sérum possédera, au contact de l'air, une inaltérabilité suffisante. Il faut, en outre, pouvoir se le procurer facilement. En effet tel liquide présente les qualités requises, qui, par le développement de champignons et d'infusoires, devient rapidement impropre à toute numération, le liquide amniotique, par exemple.

Ensuite, il est nécessaire que les globules soient absolument séparés. Les globules rouges du sang ont, en effet, une tendance à se réunir et à s'empiler les uns sur les autres. Si le sérum ne détruit cette sorte d'affinité particulière aux globules, la numération est impossible.

Mais ce n'est pas tout, et un sérum qui jouirait de ces deux qualités ne serait pas encore un sérum suffisant.

Le globule rouge de l'homme est à l'état physiologique un corps discoïde, c'est-à-dire plat, excavé au centre, renflé sur les bords. Si l'on examine au microscope des globules non altérés, on les voit sous différents aspects : les uns circulaires, ceux-là sont vus de face, les autres, vus par la tranche, plus ou moins inclinés, sont représentés soit par une ligne, soit sous forme de bissacs, ou d'haltères. Que l'on fasse une préparation avec un liquide qui maintienne la forme des globules, ceux-ci se présenteront infailliblement sous le microscope de face et de profil. Il suffit d'avoir fait l'expérience une seule fois pour se convaincre de la difficulté qu'offre la numération dans de pareilles conditions. Les globules, vus de profil, représentés par les formes les plus bizarres, réunis et entrecroisés, rendent l'observation presque impossible. Or, la difficulté seule serait une condamnation du procédé dont la qualité première et indispensable est d'être expéditif.

Supposons, au contraire, un sérum tel, que les globules rouges prennent sous son influence une forme sphérique ; tous apparaîtront circulaires sous le champ du microscope. S'il en est ainsi, plus de confusion possible. Aucun globule ne peut en masquer un autre et tous deviennent également distincts à l'œil de l'observateur. Il est vrai que les globules ont perdu leur forme physiologique. Mais il ne s'agit pas d'examiner l'état physique des globules ; il s'agit simplement de les compter avec exactitude. Loin d'être un défaut, cette transformation est donc la plus heureuse des propriétés, car elle simplifie, dès lors, les conditions de la numération, qui devient, grâce aussi à une exacte répartition des globules, rapide et rigoureuse.

Il faut, en outre, que le sérum soit homogène et que sa densité soit moindre que celle du 'globule. Si le sérum était de densité égale, ou presque égale, ou supérieure, les globules se présenteraient sur différents plans, d'où une impossibilité matérielle apportée à la numération.

On doit s'assurer enfin et surtout que le sérum employé ne détruit ni les globules rouges ni les globules blancs.

Piorry, qui semble le premier avoir songé à la possibilité de la numération des globules sanguins, indique dans un procédé du reste absolument imparfait, l'emploi d'une solution de sulfate de soude comme sérum artificiel (1).

Vierordt, l'inventeur de la première méthode de numération, se servait de la solution suivante :

Eau,	100
Sucre,	2.25
Sel marin,	0.18 à 0.17

Il mélangeait le sang à ce sérum, puis le tout à une solution de gomme dans la proportion de 1 pour 10.

(1) « Peut-être pourrait-on verser des gouttes de sang recueillies dans divers cas sur quelques grammes d'un liquide qui tel que la dissolution de sulfate du soude, n'exerce sur les globules aucune action dissolvante. Alors si après avoir agité le mélange ou recueillait une gouttelette au bout d'une épingle et d'un volume donné, on pourrait apprécier les proportions relatives des globules que diverses espèces de sang présenteraient. (Piorry, Traité de médecine pratique, t. III, p. 58, 1847.)

Après lui, Mantegazza employait simplement une solution de gomme.

M. Potain, après plusieurs essais, s'arrêta au sérum suivant :

Sulfate de soude,   1
Glycérine,   25
Eau,   100

M. Malassez dut à M. Potain, pour l'emploi de son appareil, un liquide contenant :

Sulfate de soude (densité : 1020 au pèse-urine), 1 vol.
    Solution de gomme arabique, }
    Chlorure de sodium,   } ââ   3 vol
(densité connue : 1020 au pèse urine).

Aucun de ces sérums, même le sérum de M. Malessez, ne saurait nous convenir.

M. Malassez avait depuis longtemps, du reste, reconnu certains inconvénients au sérum dont il se sert, puisque nous lisons dans sa thèse les lignes suivantes que nous citons textuellement : « Ce sérum ne se comporte pas toujours de la même manière vis-à-vis des globules ; s'il en conserve un certain nombre pendant le temps nécessaire à leur examen, il en ratatine et parfois en gonfle rapidement d'autres ; ceci est variable suivant le sang examiné, de telle sorte qu'il est impossible d'avoir un sérum pour tous les cas. » Au lieu d'attribuer ces altérations aux globules, ainsi que le fait M. Malassez, c'est dans le sérum lui-même qu'il faut en aller chercher la cause. Par l'emploi même du sérum de M. Grancher, nous prouvons en effet que les globules du sang, — quel qu'il soit — subissent toujours la même influence de la part du même sérum. Les reproches que l'on peut adresser au sérum Malassez, se résument ainsi : déformation des globules qui deviennent crénelés, ratatinés, les uns étant sphériques, les autres ayant conservé leur forme discoïde ; tendance rapide à l'altération.

Nous adressons les mêmes reproches au sérum iodé de Schultze ; on sait que ce sérum est composé de liquide amniotique de la vache additionné de quelques gouttes d'iode. S'il conserve peut-être un peu mieux les globules que le sérum précédent, il s'altère si vite et d'une manière si complète qu'il faut en rejeter absolument l'emploi. Au bout d'un temps très-court, il s'y développe en grande quantité des animalcules dont les mouvements agitent la gouttelette et empêchent la numération. En outre, il n'est certainement pas à la portée de tout le monde de pouvoir se procurer du liquide amnotique ou de la sérosité de date récente.

Les inconvénients de ces différents sérums avaient frappé M. Grancher dès les premières observations ; les difficultés et les retards apportés aux numérations ne tardèrent pas à le convaincre de la nécessité de rechercher un sérum d'un emploi plus fidèle.

Le sérum iodé lui suggéra d'abord la pensée d'essayer un autre liquide naturel, l'urine ; on pouvait objecter à priori la rapide décomposition de ce produit ; mais la facilité avec laquelle on se le procure répondait à cet argument. De l'urine fut donc prise et décolorée avec le charbon animal. Les premiers essais furent excellents; les globules parfaitement divisés, gonflés et devenus sphériques, se présentaient dans les conditions les plus favorables à l'observation. Mais parmi les essais suivants, il y en eut de beaucoup moins bons. Ces différences tenaient évidemment aux conditions physiologiques dans lesquelles se trouvait l'urine employée, puisque l'urine de telle personne, excellente ce matin, ne donnait plus, ce soir ou demain, par exemple, que des résultats déplorables. Il a été impossible de déterminer, d'une façon *absolue*, à quoi tenaient ces différences. Voici cependant les conclusions auxquelles nous avons cru pouvoir nous arrêter :

L'urine du matin paraît être préférable ; le contraire existe pour l'urine des repas. Celle-ci dissout les globules très-rapidement ; peut-être serait-il permis d'attribuer cet effet ou à la trop grande quantité d'eau ou à l'alcool qu'elle contient en certaine proportion.

Après avoir déterminé les qualités nécessaires à un sérum, en se basant sur les défauts mêmes des sérums précédents, M. Grancher fut conduit à éliminer d'une façon complète les substances telles que la gomme, la glycérine, la solution de sucre, l'acide osmique. Les combinaisons de sulfate de soude, de sel marin, de carbonate de soude ne réussirent pas davantage. C'est alors que M. Grancher songea à utiliser le sulfate de soude pur mélangé à l'eau distillée.

Le sérum de M. Grancher est composé de la manière suivante :

Sulfate de soude cristallisé,   1 gr.
Eau distillée,   40 gr.

Voici, en quelques mots, quelles sont les qualités que présente ce sérum :

Inaltérabilité plus que suffisante. Un flacon peut contenir intact ce sérum pendant plus de quinze jours : il suffit pour cela de quelques précautions. Au reste, rien n'est plus facile que de le préparer, séance tenante.

Il sépare les globules, les gonfle et les rend sphériques, sans les décolorer. Ce gonflement s'opère avec une rapidité assez grande pour n'occasionner aucune perte de temps à l'observateur.

Le moment où s'achève leur sphéricité coïncide à peu près avec celui où ils sont tombés au fond de la préparation, cette chute s'opérant elle-même très-vite, grâce à la légère densité du liquide. Si l'on examine alors la préparation au microscope, on voit les globules apparaître avec une légère coloration rouge sur le fond blanc de la cellule.

Par des expériences très-rigoureuses, nous nous sommes maintes fois assuré que le sérum n'exerce sur les globules aucune action destructive, même après un temps assez long, si l'on a soin toutefois d'empêcher l'évaporation de la gouttelette. Bien plus, il arrive très-souvent que les globules blancs continuent à présenter, au milieu du sérum, des expansions sarcodiques et de légers mouvements.

En terminant ce qui a trait au sérum, nous devons avertir les expérimentateurs d'une condition indispensable pour la réussite. Il est de toute nécessité que l'eau distillée soit chimiquement pure ; s'il en était autrement, il arriverait infailliblement que les globules se déformeraient et même se détruiraient ávec la plus grande rapidité.

Tel est le sérum de M. Grancher, avec lequel nous avons fait toutes nos numérations. C'est le seul, nous le répétons, qui possède, à notre avis, les qualités nécessaires d'exactitude et de rapidité, sans lesquelles les observations d'éléments figurés du sang deviennent extrêmement difficiles.

SECONDE PARTIE

CHAPITRE PREMIER

Pour pouvoir apprécier les modifications qu'apportent la grossesse et l'accouchement physiologique ou pathologique dans le nombre et le rapport des globules sanguins, il faut d'abord être fixé sur le chiffre physiologique de ces éléments.

Or, nous voyons que Nieméyer donne pour le rapport des globules blancs aux rouges la proportion de $\frac{1}{350}$ environ. M. Robin croit que ce rapport peut osciller dans les limites éloignées de $\frac{1}{300}$ à $\frac{1}{1200}$, et les autres auteurs donnent des résultats qui, quoique différents, sont néanmoins compris dans ces limites. Quoi qu'il en soit, la question est loin d'être complétement élucidée, et on peut reconnaître, par l'historique des procédés de numération, que l'imperfection des procédés a dû imposer aux observateurs une grande réserve. Quant à nous, nous avons adopté pour l'état physiologique les chiffres extrêmes de $\frac{1}{300}$ à $\frac{1}{2200}$ que nous empruntons à la communication que M. Grancher a faite le 27 mai 1876, à la société de Biologie.

M. Grancher a bien voulu nous communiquer un certain nombre de tracés physiologiques et nous permettre d'en publier un ici (planche 1). Nous y voyons que la ligne des globules rouges occupe la partie supérieure

Tracé physiologique chez un adulte.

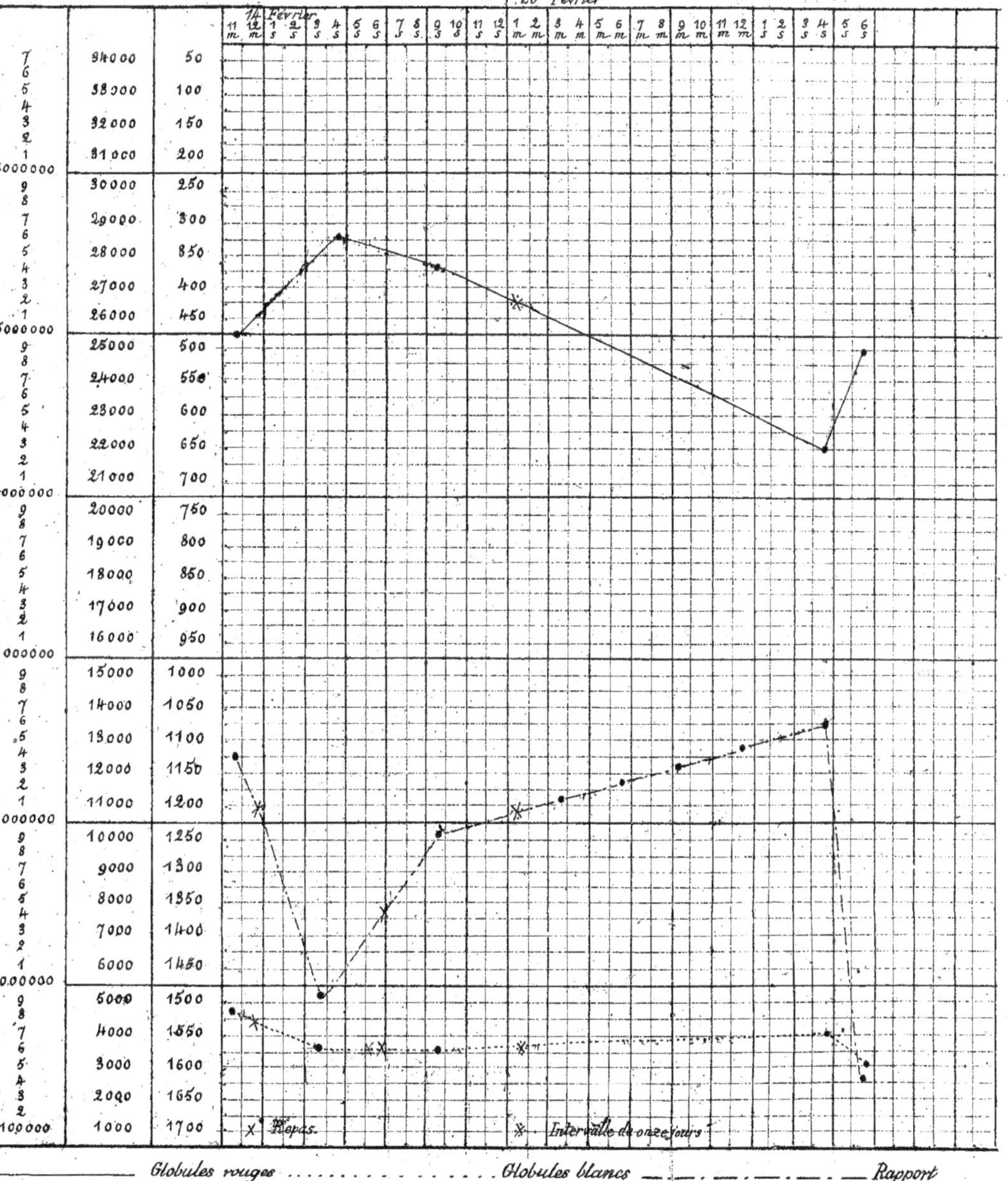

du tableau, les lignes des globules blancs et du rapport la partie inférieure. Cet aspect général du tableau correspond en moyenne à 5 ou 6 millions de globules rouges et de 3000 à 9000 globules blancs. Ce rapport varie peu chez le même individu ; il peut au contraire présenter d'assez grandes variations chez des individus différents, et semble présenter pour chacun un chiffre fixe que les conditions ordinaires de la vie ne modifient que légèrement.

CHAPITRE II

NUMÉRATION DES GLOBULES SANGUINS DANS LES SUITES DE COUCHES PHYSIOLOGIQUES ET LA LYMPHANGITE UTÉRINE.

Nous avons appliqué les procédés de numération décrits dans la première partie de notre travail à un certain nombre de cas de suites de couches physiologiques, et de métro-péritonite.

Nos observations ont été en grande partie recueillies dans le service de clinique de M. le professeur Depaul, qui a bien voulu nous autoriser à y faire nos recherches sur les divers états puerpéraux.

Nous le prions d'accepter tous nos remerciements pour la bienveillance qu'il nous a toujours montrée, et la bonté avec laquelle il nous a facilité l'accès de l'hôpital des Cliniques.

Dans l'accouchement normal, l'aspect du tracé dont nous venons de parler pour l'état physiologique est complètement modifié, et c'est la courbe du rapport qui occupe alors la partie supérieure du tableau.

M. Malassez (1) rapporte une observation de suites de couches physiologiques, dans laquelle, le nombre des globules blancs, qui était avant l'accouchement de $\frac{1}{423}$, était 12 heures après de $\frac{1}{165}$; puis il a diminué et au bout de cinq semaines il était rentré dans les limites physiologiques de $\frac{1}{526}$.

Nous publions ici plusieurs observations analogues. Dans la première (observ. 1, pl. 2), le nombre des globules blancs pendant les quatre jours qui ont précédé l'accouchement, a varié de 2,000 à 3,000 ; le lendemain de l'accouchement, il était de 10,000, et après quelques oscillations, il est revenu le dixième jour à 4,000, chiffre qu'il n'a pas dépassé depuis.

Dans une autre, le chiffre des globules blancs, qui avait atteint le lendemain de l'accouchement 12,500, est redescendu progressivement ; cinq jours après, il n'était plus que de 6,500 et a continué de se maintenir à des niveaux peu élevés. Toutes nos observations présentent la même marche générale.

Quant aux globules rouges, ils semblent suivre une marche inverse.

Il résulte de là que l'accouchement normal modifie le chiffre des globules blancs et des globules rouges toujours dans le même sens ; diminution des globules rouges, augmentation des globules blancs, ce qui produit un changement considérable dans les termes du rapport.

§

Nous avons eu l'occasion de faire la numération des

(1) Malassez. Bulletin de la Société anat., 1873.

globules dans un certain nombre de cas de métro-péritonites (lymphangites), et nous en donnons ici quatre observations :

Tous les cas que nous avons rencontrés sont bien des cas de lymphangite utérine, telle que M. Fioupe l'a décrite et distinguée de la phlébite.

Nos observations présentent avec celles qu'il a publiées une analogie qui ne peut laisser aucun doute sur le diagnostic. Ainsi, dans les cas que nous avons étudiés, le début a eu lieu du deuxième au quatrième jour, la douleur était vive, constante, le pouls offrait une marche régulièrement ascendante, etc etc. Nous n'insisterons pas sur le diagnostic différentiel qui a été établi avec le plus grand soin dans la thèse de M. Fioupe (1), et nous ne pouvons mieux faire que d'y renvoyer le lecteur.

Dans l'accouchement suivi de lymphangite, le nombre des globules blancs et rouges, ainsi que leur rapport, subit des modifications importantes, et la disposition que nous signalions dans le tracé de l'accouchement normal se retrouve ici, mais très-exagérée. Ainsi, la ligne du rapport occupe tout à fait les régions supérieures du tableau, la ligne des globules subit une ascension très-rapide, celle des globules rouges, au contraire, se trouve abaissée.

Le nombre des globules rouges diminue d'une façon assez notable, au point de descendre jusqu'à 2,000,000. Le nombre des globules blancs augmente au contraire

---

(1) Fioupe. Lymphatiques utérins et parallèle entre la lymphangite et la phlébite utérines. Thèse de Paris, 1876.

brusquement et peut s'élever jusqu'à 33,000. Ces deu
variations en sens inverse s'unissent pour exagérer la
disposition du rapport qui peut aller jusqu'à $\frac{1}{75}$.

Alors que nous faisions nos observations dans le
service de M. le professeur Depaul, nous avons eu
l'occasion de faire la numération des globules dans un
assez grand nombre de cas de septicémie puerpérale
et de gerçures du sein.

Bien que nous n'en publiions ici aucun tracé ni
aucune observation, nous avons néanmoins remarqué
que la septicémie paraît n'avoir qu'une influence légère
sur le nombre et le rapport des globules sanguins.

Les chiffres que nous avons trouvés sont analogues
à ceux que nous donnons pour les suites de couches
physiologiques, et n'ont jamais dépassé 10,000 globules
blancs.

Nous entendons par septicémie cet état qui, n'appa-
raissant pas avant le quatrième jour, est · constitué
par une fièvre intense, accompagnée de frisson, de
sueurs, et de céphalalgie frontale.

La température, toujours élevée, peut atteindre 41°,
les lochies sont très-fétides, les seins restent blancs et
la mère peut continuer à nourrir. Cet état est produit
par la putréfaction de caillots ou de débris de membranes retenus dans la cavité utérine. L'involution de
l'utérus, qui ne se fait pas, permet de prévoir cet accident, et il se distingue suffisamment de la métro-péritonite par l'époque du début, la fétidité des lochies,
l'absence de douleur localisée et de ballonnement du
ventre. La gravité en est bien moins grande, et tous
les cas que nous avons observés, du reste, ont été sui-

vis de guérison ; le traitement se composait simplement de sulfate de quinine et d'injections au permanganate de potasse.

Il nous semble que la numération des globules pourrait apporter un élément précieux au diagnostic, puisque le nombre des globules blancs, qui atteint toujours dans le cas de métro-péritonite (lymphangite) un chiffre élevé, se tient au contraire pour le cas de septicémie, dans des limites assez basses.

Pour les gerçures du sein, bien qu'accompagnées de lymphangite superficielle ou profonde, nos observations nous ont toujours donné les mêmes résultats, et nous n'avons jamais constaté d'augmentation notable dans le chiffre des globules blancs.

Il est vrai que toutes les malades que nous avons observées, n'ont jamais présenté d'abcès du sein, et nous croyons que, dans ce cas, nous aurions trouvé une augmentation de globules blancs, telle qu'il s'en produit toutes les fois qu'il y a formation purulente.

CHAPITRE III

OBSERVATIONS ET TRACÉS

Obs. I (Planche II). *Suites des couches physiologiques.*

Louise X. âgée de 22 ans, domestique, entre à l'hôpital de la Pitié, dans le service de M. le professeur Lasègue, salle St-Charles, lit n° 10.

Enceinte de 7 mois environ, cette malade est venue à l'hôpital pour se faire soigner d'une syphilis qu'elle a contractée dans le troisième mois de sa grossesse. Elle est primipare et n'a jamais fait de fausses couches. Sa grossesse n'a présenté aucune complication, et ses suites de couches ont été très-heureuses; elle est, du reste, d'une constitution robuste, sans trace de rachitisme.

La numération des globules a été faite à partir du 24 février pendant les quatre jours qui ont précédé son accouchement.

Le 24. Gl. r. 3900000; gl. bl. 1773.

Le 25. Gl. r. 3500000; gl. bl. 1773.

Le 26. Gl. r. 3500000; gl. bl. 2364.

Le 27. Gl. r. 4000000; gl. bl. 2955.

Le 28. Vers 2 heures du soir, la malade accouche naturellement. Le périnée ne présente aucune déchirure, aucune éraillure la délivrance se fait facilement au bout de quelques minutes et la malade est transportée dans son lit. Elle n'a pas de frisson ni d'hémorrhagie.

Le lendemain et les jours suivants, l'utérus accomplit rapidement son involution ; le ventre n'est pas douloureux, ni spontanément, ni à la pression. La montée du lait se fait bien ; les seins sont durs. La malade ne perd pas de sang. Pas de fièvre, pas de frissons, pas de coliques ; en un mot, nous nous trouvons en présence de suites de couches aussi favorables qu'on puisse le désirer.

Voici les résultats qu'a fournis la numération des globules faite tous les jours jusqu'au 13 mars, époque à laquelle la malade a quitté le service, bien portante.

Le 29 février, lendemain de l'accouchement, gl. r. 380000 gl. bl. 9754.

Le 1er mars. Gl. r. 3500000; gl. bl. 5911.

Observation I. — Suites de Couches physiologiques.

24	25	26	Février 27	28	29	1	2	3	4	5	6	7	8	9	10	11	12	13	Mars.

Left-hand vertical scales:

7 6 5 4 3 2 1 00000	34000 33000 32000 31000	50 100 150 200
9 8 7 6 5 4 3 2 1 00000	30000 29000 28000 27000 26000	250 300 350 400 450
9 8 7 6 5 4 3 2 1 00000	25000 24000 23000 22000 21000	500 550 600 650 700
9 8 7 6 5 4 3 2 1 000000	20000 19000 18000 17000 16000	750 800 850 900 950
9 8 7 6 5 4 3 2 1 000000	15000 14000 13000 12000 11000	1000 1050 1100 1150 1200
9 8 7 6 5 4 3 2 1 00000	10000 9000 8000 7000 6000	1250 1300 1350 1400 1450
9 8 7 6 5 4 3 2 100000	5000 4000 3000 2000 1000	1500 1550 1600 1650 1700

+ Accouchement

Le 2. Gl. r. 3300000 ; gl. bl. 6502.
Le 3. Gl. r. 3400000 ; gl. bl. 9163.
Le 4. Gl. r. 3600000 ; gl. bl. 9163.
Le 5. Gl. r. 3600000 ; gl. bl. 5911.
Le 6. Gl. r. 3400000 ; gl. bl. 5911.
Le 7. Gl. r. 3400000 ; gl. bl. 5320.
Le 8. Gl. r. 3400000 ; gl. bl. 4138.
Le 9. Gl. r. 3500000 ; gl. bl. 4138.
Le 10. Gl. r. 3700000 ; gl. bl. 4433.
Le 11. Gl. r. 3600000 ; gl. bl. 4138.
Le 12. Gl. r. 3800000 ; gl. bl. 4138.
Le 13. Gl. r. 3800000 ; gl. bl. 3841.

Obs. II (Planche III). *Suites de couches physiologiques.*

La nommée Lepilleur, femme Benoit, entrée à l'hôpital des Cliniques, service de M. Depaul, lit n° 5, accouche le 11 mai 1876, à 8h. et demie du matin, après 16 heures de travail. Elle est primipare, d'une bonne constitution, ne présente aucune trace de rachitisme, aucune diathèse.

Grossesse facile, sans complication. Accouchement normal, suivi au bout de 20 minutes d'une délivrance naturelle.

Le 12. La malade éprouve quelques douleurs dans le bas-ventre. P. 90. T. 37, 5; gl. r. 4070250; gl. bl. 12700.

Le 13 mai. La malade va bien, l'écoulement lochial est normal. P. 88. T. normale; gl. R. 3969750; gl. bl. 10345.

Le 14 mai. La malade n'a pas de fièvre; gl. r. 4271250; gl. bl. 11232.

Le 15 mai. Gl. r. 4170750; gl. bl. 7093.

Le 16. Gl. r. 4020000; gl. bl. 6107.

Le 17. Gl. r. 3894375; gl. bl. 6502.

Le 18. Gl. r. 4522500; gl. bl. 4729.

Le 19. Gl. r. 3994875; gl. bl. 6798.

Le 20. Gl. r. 4271250; gl. bl. 5320.

La malade sort le 21 mai en bonne santé.

Planche III. Observation 2.— Suites de Couches physiologiques.

		12	13	14	15	16	17	18	19	20 Mai		
34000	50											
33000	100											
32000	150											
31000	200											
30000	250											
29000	300											
28000	350											
27000	400											
26000	450											
25000	500											
24000	550											
23000	600											
22000	650											
21000	700											
20000	750											
19000	800											
18000	850											
17000	900											
16000	950											
15000	1000											
14000	1050											
13000	1100											
12000	1150											
11000	1200											
10000	1250											
9000	1300											
8000	1350											
7000	1400											
6000	1450											
5000	1500											
4000	1550											
3000	1600											
2000	1650											
1000	1700											

*Planche **IV**. Observation 3 — Suites de Couches physiologiques.*

			13	14	15	16	17	18	19	20	21	22	Mai
7	34000	50											
6													
5	33000	100											
4													
3	32000	150											
2													
1	31000	200											
6000000													
9	30000	250											
8													
7	29000	300											
6													
5	28000	350											
4													
3	27000	400											
2													
1	26000	450											
5000000													
9	25000	500											
8													
7	24000	550											
6													
5	23000	600											
4													
3	22000	650											
2													
1	21000	700											
4000000													
9	20000	750											
8													
7	19000	800											
6													
5	18000	850											
4													

Obs. III (Planche IV). —*Suites de couches physiologiques.*

La nommée Coutillas Némorine, domestique, entro à l'hôpital des Cliniques le 11 mai 1876 dans le service de M. le professeur Depaul, lit n° 3. D'une constitution robuste, bien portante, elle n'a eu à souffrir pendant le cours de sa grossesse d'aucune com plication.

Elle est primipare, n'a jamais eu de fausses couches, a toujours été bien réglée ; elle a vu ses dernières règles le 15 août 1875. Le 12 mai à minuit, après dix-sept heures de travail, elle accouche naturellement d'un enfant du sexe masculin, bien conformé et vigoureux, pesant 2920. Délivrance naturelle.

Le lendemain de l'accouchement, 13 mai, la température est normale ; pouls 72. Elle présente : globules rouges 4,271,250, globules blancs 12,500.

Le 14. Pouls 68 ; gl. r. 4472250 ; gl. bl. 8867.

Le 15. Pouls 76 ; gl. r. 4195875 ; gl. bl. 8571.

Le 16. Gl. r. 4396875 ; gl. bl. 7389.

Le 17. Pouls 72 ; gl. r. 4522500 ; gl. bl. 10049.

Le 18. Gl. r. 4145625 ; gl. bl. 8867.

Le 19. Gl. r. 4271250 ; gl. bl. 10645.

Le 20. Gl. r. 4396875 ; gl. bl. 7389.

Le 21. Gl. r. 4522500 ; gl. bl. 7093.

Le 22. Gl. r. 4571750 ; gl. bl. 7684.

Obs. IV (Planche V).— *Suites de couches physiologiques.*

Sauvage (Augustine), femme Amelot, 32 ans, blanchisseuse, d'une bonne constitution, est entrée le 10 mai 1876 à l'hôpital des Cliniques (service de M. Depaul), lit n° 8.

Apparition des premières douleurs, le 11 mai; accouchement naturel le même jour, à une heure et demie du matin, d'un garçon bien portant, pesant 3280 grammes. La délivrance fut naturelle à la suite de couches faciles.

Accouchée pour la cinquième fois, elle n'a jamais fait de fausses ccuches. Ses dernières règles sont survenues le 21 août 1875, et sa santé pendant tout le cours de sa grossesse n'a subi aucune altération. Jamais elle n'a eu ni pertes, ni œdème aux jambes, ni varices.

Le lendemain 12 mai la malade se plaint de quelques coliques. Pas de fièvre, pas de frissons. L'utérus accomplit son involution. La température est normale ; le pouls à 76.

Gl. r. 4,020,000; gl. bl. 10,345.

Le 13. La mère nourrit son enfant, son état général est excellent. Gl. r. 4,271,250; gl. bl. 11,527.

Le 14 mai et les jours suivants la malade va de mieux en mieux jusqu'à ce que tout à fait bien portante elle quitte l'hôpital. Gl.r. 4,145,625; gl. bl. 7.389.

Le 15. Gl. r. 4,221,000; gl. bl. 5,911.

Le 16. Gl. r. 4,020,000; gl. bl. 4,333.

Le 17. Gl. r. 4,145,025; gl. bl. 3,547.

Le 18. Gl. r. 4,221,000; gl. bl. 4,138.

Le 19. Gl. r. 4,396,875; gl. bl. 4,729.

Le 20. Exeat.

Planche V. Observation 4. Suites de Couches physiologiques.

Planche **VI**.   *Observation 5.—   Suites de Couches physiologiques.*

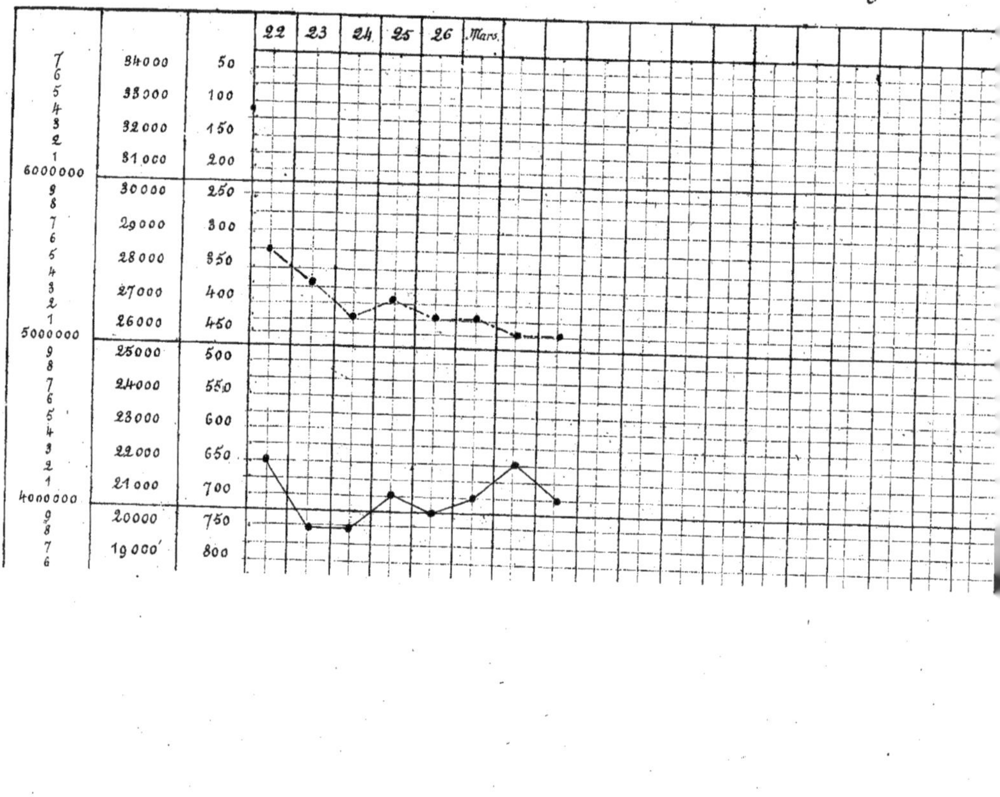

			22	23	24	25	26	Mars.
7	34000	50						
6								
5	33000	100						
4								
3	32000	150						
2								
1	31000	200						
6000000								
9	30000	250						
8								
7	29000	300						
6								
5	28000	350						
4								
3	27000	400						
2								
1	26000	450						
5000000								
9	25000	500						
8								
7	24000	550						
6								
5	23000	600						
4								
3	22000	650						
2								
1	21000	700						
4000000								
9	20000	750						
8								
7	19000	800						
6								

Obs. V (Planche VI). *Suites de couches physiologiques.*

Plauvier, (Virginie), âgée de 18 ans, blanchisseuse, d'une bonne constitution, est entrée le 20 mars 1876 à l'hôpital des Cliniques service de M. le professeur Depaul lit n° 9. Le même jour à 6 heures du soir elle fut transportée à la salle d'accouchements.

Primipare ; n'a jamais eu de faussecouche ; dernière apparition des règles le 13 juin 1875. Apparition des premières douleurs le 20 mars à 8 heures du matin. La dilatation ne fut complète que le même jour à 7 heures 30 du soir, et l'accouchement fut terminé un quart d'heure après.

Délivrance naturelle. L'enfant du sexe masculin pesait 2240; il était bien conformé et vigoureux, la grossesse n'a présenté aucune complication. et les suites de couches ont été très-heureuses.

Les seins ont durci, la mère allaite bien son enfant. L'utérus accomplit normalement son involution,

La numération des globules donne :

Le 22 mars. Gl. r. 4,271,250; gl. bl. 13,301.

Le 23. Gl. r. 3,894,375; gl. bl. 10,935.

Le 24. Gl. r. 3,894,375; gl. bl. 8,867.

Le 25. Gl. r. 4,145,625; gl. bl. 10,049.

Le 26. Gl. r. 4,020,000; gl. bl. 8,867.

Le 27. Gl. r. 4,145,625; gl. bl. 9,162.

Le 28. Gl. r. 4,271,250; gl. bl. 8,867.

Le 29. Gl. r. 4,145,625; gl. bl. 8,571.

Obs. VI (Planche VII). *Suites de couches physiologiques.*

La nommée Vallier (Thérèse), piqueuse de bottines, 30 ans, est entrée le 9 mars 1876, à l'hôpital des Cliniques, (service de M. le professeur Depaul, lit n° 35); elle présente une conformation normale du bassin et jouit d'une bonne santé.

Le 20 mars à 1 heure 1/2 du soir, on la transporte dans la salle d'accouchement, et onze heures après elle accouche naturellement d'un garçon, qui pèse 3430 grammes. Délivrance facile, sans intervention, durée d'un quart d'heure.

Cette malade a été réglée pour la première fois à l'âge de 15 ans et l'a toujours été régulièrement depuis cette époque, Elle a toujours été bien portante ; jamais de fausses couches.

Les numérations faites avant l'accouchement ont donné les chiffres suivants :

Le 19 mars. Gl. r. 4.020.000 ; gl. bl. 5320.

Le 20. Gl. r. 3.894.375; gl. bl. 5911.

Après l'accouchement, le lendemain et les jours suivants :

Le 22. Gl. r. 3.768.750; gl. bl. 9408.

Le 23. Gl. r. 3894375 ; gl. bl. 7980.

Le 24. Gl. r. 3969750; gl. bl. 7389.

Le 25. Gl. r. 3894375; gl. bl. 7389.

7	34000	50
6		
5	33000	100
4		
3	32000	150
2		
1	31000	200
6000000		
9	30000	250
8		
7	29000	300
6		
5	28000	350
4		
3	27000	400
2		
1	26000	450
5000000		
9	25000	500
8		
7	24000	550
6		
5	23000	600
4		
3	22000	650
2		
1	21000	700
4000000		
9	20000	750
8		
7	19000	800
6		
5	18000	850
4		
3	17000	900
2		
1	16000	950
3000000		
9	15000	1000
8		
7	14000	1050
6		
5	13000	1100
4		
3	12000	1150
2		
1	11000	1200
2000000		
9	10000	1250
8		
7	9000	1300
6		
5	8000	1350
4		
3	7000	1400
2		
1	6000	1450
1000000		
9	5000	1500
8		
7	4000	1550
6		
5	3000	1600
4		
3	2000	1650
2		
100000	1000	1700

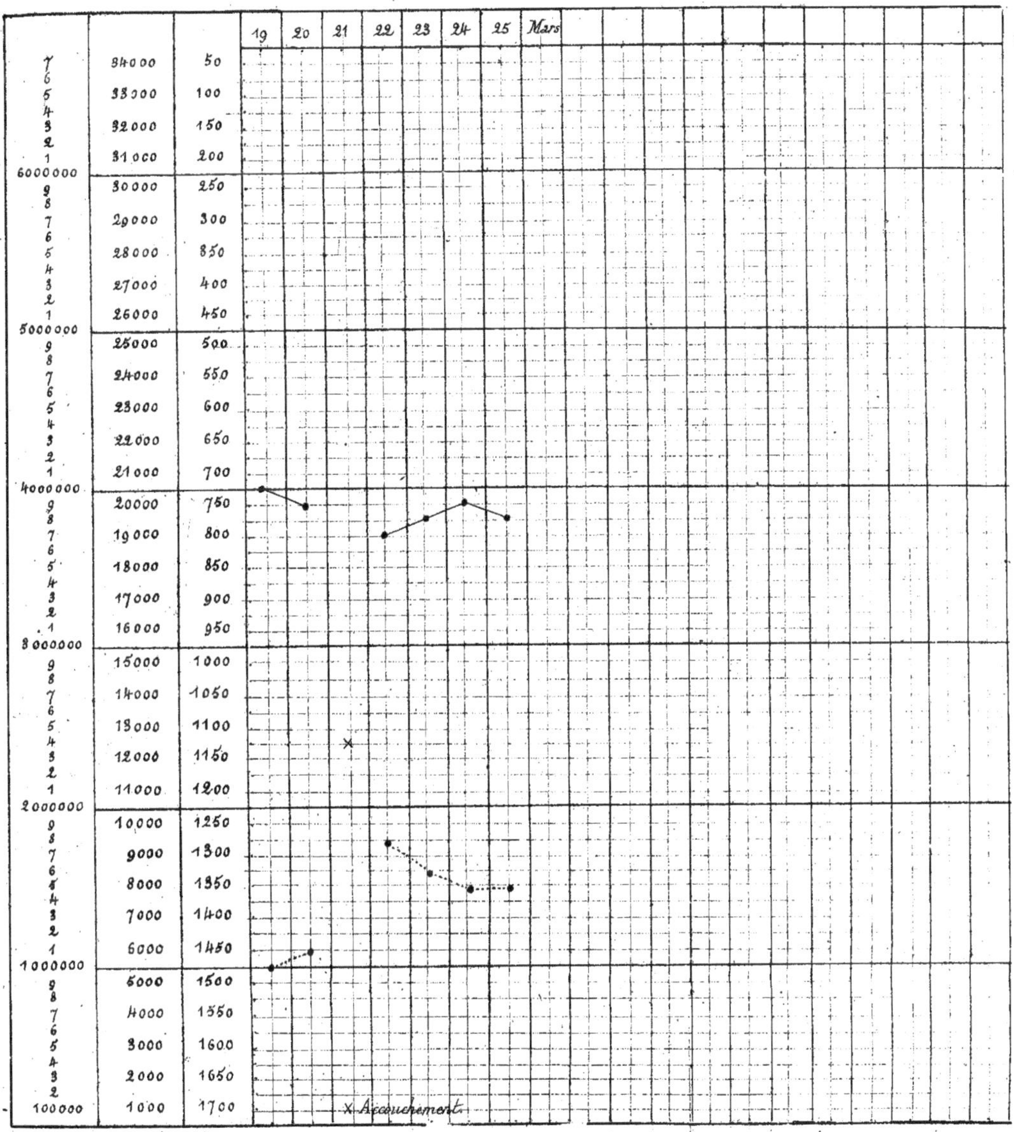

Planche VIII. Observation 7.— Métro-péritonite (lymphangite).

Obs. VII (Planche VIII). *Métropéritonite (lymphangite). — Mort.*

Marie Vauru, âgé de 19 ans, domestique, de bonne constitution et présentant une conformation normale du bassin. Primipare, elle a vu ses règles pour la dernière fois le 12 août 1875. Elle est à terme et n'a eu à noter pendant tout le cours de sa grossesse aucun accident. Elle n'a pas perdu de sang, ne porte pas de varices et n'a jamais eu d'œdème aux jambes. Aucune diathèse.

Le 18 mai à 8 heures du soir elle commença à souffrir, et l'accouchement fut terminé le 19 mai à 3 heures 1₁2 du matin.

La délivrance fut naturelle. L'enfant du sexe masculin, s'était présenté par le sommet en O. I. G. A.

Le 20 mai. Fièvre, frissons, douleurs au niveau du hile de l'utérus. Les seins sont flasques. T. 39°5; pouls 116. Gl. r. 3066250; gl. bl. 10,345.

Traitement. 16 sangsues, onction avec onguent napolitain, cataplasmes sur le ventre ; 2 pilules d'extrait thébaïque, 0,50 centig. de quinine.

Le 21. Amélioration sensible. T. 39, pouls 110. Gl. r. 2889375 ; gl. bl. 9458.

Traitement : 0,50 centig. de sulfate de quinine, 2 pilules d'extrait thébaïque, cataplasmes, onguent napolitain sur le ventre.

Le 22. Le pouls est toujours filiforme : T. 39, pouls 115 Gl. r. 2964750; gl. bl. 11232. Même traitement que la veille.

Le 23. Le ballonnement du ventre persiste ; diarrhée, pouls filiforme et fréquent, néanmoins la malade paraît mieux.

T. 40°2, pouls 116. Gl. r. 2512500; gl. bl. 10345.

Traitement : 0,60 centig. de sulfate de quinine, une pilule d'extrait thébaïque, 1₁4 de lavement amidonné avec XII gouttes de laudanum; onction mercurielle, injection au permanganate de potasse.

Le 24. Bien que la température soit encore élevée (39°8) la malade va mieux, ses seins se gonflent. Mais l'involution utérine ne se fait pas; les lochies deviennent fétides, les symptômes que présente la malade, sont ceux de la septicémie.

Le pouls est à 120. Gl. r., 2889375; gl. bl., 14779.

Le 25.. Le ventre est extrêmement ballonné, la malade vomit; le pouls est très-fréquent et filiforme, le facies est grippé, caractéristique. Température 40, pouls 152. Gl. r. 2889375; gl. bl. 16552.

Traitement : 2 pilules d'extrait thébaïque, sulfate de quinine, cataplasmes, onguent napolitain.

Le 26. Même état, même traitement, température, 39,6, pouls 156. Gl. r. 2713500; gl. bl. 19213.

Le 27. La malade n'a vomi qu'une fois, la diarrhée a à peu près complètement disparu, mais le ventre est toujours ballonné. Hoquets ; le pouls est extrêmement fréquent et si petit qu'on en peut à peine saisir les battements. Gl. r. 2762750; gl. bl. 14188.

Traitement : Potion de Tood et potion d'acétate d'ammoniaque.

Le 20. Mort.

Nous devons à l'obligeance de M. Bodé, externe du service de pouvoir donner l'autopsie.

Autopsie. — Ventre ballonné, les anses intestinales accolées les unes aux autres, ne présentent pas de tubercules. La cavité péritonéale contient environ deux verres de pus. L'ovaire droit offre encore le volume du pouce. Pas de phlegmon des ligaments larges. L'utérus est enlevé avec le vagin, et l'ouverture ne permet de constater aucune déchirure du col. La cavité utérine présente deux caillots du volume d'un pois. Le foie est graisseux, la vésicule biliaire, développée outre mesure, ne présente pas de calculs. Rate volumineuse, molle et friable, pas d'abcès. Le cœur est légèrement hypertrophié et le péricarde renferme à peu près une cuillerée à bouche de liquide épanché ; pas d'insuffisance des valvules ; les poumons de couleur violacée, noirâtres à la base et au bord postérieur, présentent des signes de congestion passive; pas d'abcès.

Planche IX. Observation 8. Métro-péritonite (Lymphangite). Mort

Obs. VIII (Planche IX). — *Métro-péritonite (lymphangite). Mort.*

La nommée Pauline Juhlos, 25 ans, fleuriste, bonne constitution, conformation normale du bassin, primipare, accouchée à terme le 8 mars, mercredi 6 h. du soir. Présentation du sommet; délivrance artificielle, le 10 mars à 9 h. du matin.

Premières douleurs dans la nuit du dimanche 5 au lundi 6, vers 1 h. du matin. L'accouchement commence le mercredi 8, à 7 h. du matin, et est terminé à 6 h. du soir. Enfant mort. Une sage-femme tente vainement la délivrance pendant toute la nuit. Le jeudi matin, vers les 8 h., un médecin est appelé, il essaie, le matin et l'après-midi, la délivrance, sans plus de succès.

La malade se fait transporter aux Cliniques, le jeudi soir, à 11 h. Le vendredi, à 9 h., M. Depaul fait placer la malade sur le bord du lit, les jambes écartées, le ventre maintenu par M. Pinard, et la malade étant endormie, il introduit la main dans le vagin.

Celui-ci est tellement contus, qu'une main inexpérimentée pourrait prendre sa paroi postérieure pour le placenta.

Se guidant sur le cordon qui pendait à la vulve, M. Depaul trouve d'abord un morceau du placenta prêt à sortir du vagin, il le retire aisément; puis après avoir introduit de nouveau la main gauche, il trouve les bords du col contus, présentant çà est là des élevures et des dépressions dues aux manœuvres qu'on a exercées sur lui.

L'ouverture plus large qu'une pièce de cinq francs, laisse pénétrer l'index et le médius, et successivement les deux autres doigts, sur lesquels M. Depaul fait lentement glisser une pince, après avoir reconnu qu'une portion de placenta était détachée. Par un lent mouvement de progression, il attire à l'aide de la pince et des doigts le placenta, mais n'exerce de tractions un peu fortes qu'après avoir entre les doigts une masse placentaire assez considérable. Il extrait ainsi le placenta en entier.

On perçoit une odeur nauséabonde due aux eschares de la vulve et du vagin; au toucher, une tuméfaction énorme des grandes et petites lèvres dues aux tractions et aux manœuvres réitérées de la sage-femme et du médecin; contractions utérines nulles.

Etat actuel. — Ventre ballonné; peu de douleurs au niveau du hile de l'utérus.

Le 10 mars. Soir : 39°6; pouls 104; 1 g. 50 de sulfate de quinine; décoction de quinquina ; jus de citron.

Le 11. Matin : sommeil bon, légère transpiration ; T. 38°2 ; pouls 90. Dans la journée, douleurs abdominales assez fortes ; soir : 39°7.

Le 12. Matin : 38° ; soir : 39°4.

Le 13. Matin : 39°2 ; soir : 38°.

Le 14. Excitation toute la nuit, insommie, vomissements; ventre ballonné; T. soir : 39°2. Glob. rouges 4500000. Gl. bl. 8500.

Le 15. Les symptômes s'amendent un peu. T. 38°4. Gl. r. 4200000, gl. bl. 9000.

Le 16. T. 37°4. Gl. r. 4100000 ; gl. bl. 7500.

Le 17. T. 38°2. Gl. r. 4300000 ; gl. bl. 9500.

Le 18. T. 37°1. Gl. r. 4100000 ; gl. bl. 8000.

Le 19. T. 38°, Gl. r. 4700000 ; gl. bl. 12000.

Le 20. Frisson, sueur, assoupissement, pas de délire ; T. 38°5. l. r. 5000000 ; gl. bl. 11500.

Le 21. T. 37°5. Gl. r. 4700000 ; gl. bl 21500.

Le 22. T. 38°8. Pouls presque insensible, vomissements, facies grippé. Gl. r. 4500000 ; gl. bl. 27500.

Le 23. L'état s'aggrave; T. 39°6. Gl. r. 440000 ; gl. bl. 26000.

Le 24. T. 39°8. Gl. r. 4300000 ; gl. bl. 19500 ; la malade meurt le soir même à 10 heures.

Planche X. *Observation 9.* — Métro-péritonite (lymphangite), mort.

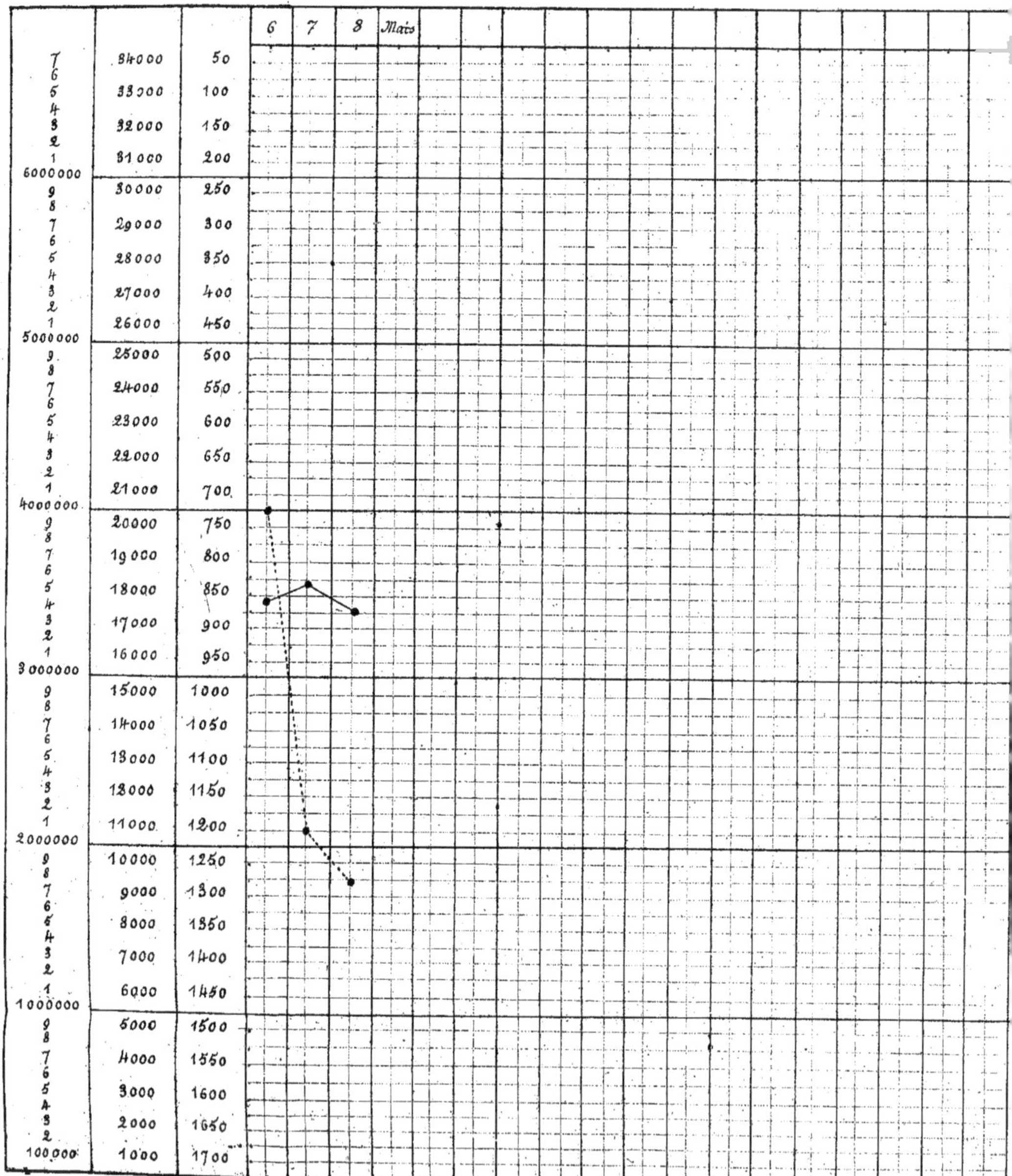

			6	7	8	Mars
7 6	34000	50				
5 4	33000	100				
3 2	32000	150				
1	31000	200				
6000000						
9 8	30000	250				
7 6	29000	300				
5 4	28000	350				
3 2	27000	400				
1	26000	450				
5000000						
9 8	25000	500				
7 6	24000	550				
5 4	23000	600				
3 2	22000	650				
1	21000	700				
4000000						
9 8	20000	750				
7 6	19000	800				
5 4	18000	850				
3 2	17000	900				
1	16000	950				
3000000						
9 8	15000	1000				
7 6	14000	1050				
5 4	13000	1100				
3 2	12000	1150				
1	11000	1200				
2000000						
9 8	10000	1250				
7 6	9000	1300				
5 4	8000	1350				
3 2	7000	1400				
1	6000	1450				
1000000						
9 8	5000	1500				
7 6	4000	1550				
5 4	3000	1600				
3 2	2000	1650				
100000	1000	1700				

Obs. IX (Planche X). — *Métro-péritonite (Lymphangite.) Mort*

Briens, femme Mauffait, mécanicienne, âgée de 26 ans, entre à
'hôpital des cliniques (service de M. Depaul), lit n° 1, le 3 mars
1876. Le lendemain 4 mars à 9 heures du soir, elle est transpor-
ée à la salle d'accouchements.

Cette femme est d'une bonne santé habituelle, primipare, a été
réglée à 12 ans 1[2, tous les mois 8 à 9 jours. Ses dernières règles
ont eu lieu le 2 juin.

La grossesse a été facile et sans complication, les premières douleurs ont commencé le 4 mars à 6 heures du soir; les eaux se sont
écoulées le 5, à 7 heures du matin. La dilatation était complète
deux heures plus tard, et l'accouchement était terminé à 1 h. 20
du soir. Délivrance naturelle peu de temps après.

L'enfant à terme et vivant, d'une constitution physique bonne,
pesait 3000 gr. Il s'agissait d'une présentation du sommet en
O. I. D. P. réduite.

Le 5 mars, la malade a éprouvé pendant la nuit un violent frisson. Le ventre est ballonné et douloureux à la pression, surtout
aux environs des cornes utérines. Les seins sont flasques.

Le 6. Facies péritonéal. Ballonnement considérable, qui occupe
toute la région hypogastrique; pouls filiforme et fréquent.
Gl. r. : 3.467250. Gl. bl. 20.394.

Le 7. La température est élevée; le pouls insaisissable, le
ventre toujours ballonné est moins douloureux à la pression. Pas
de nouveau frisson. Gl. r. 3.567750; gl. bl. 11,232

Le 8. L'état général devient de plus en plus mauvais : La figure
se grippe davantage, les yeux s'excavent. Les nausées et les hoquets sont plus fréquents que la veille et la malade succombe
dans la nuit. Gl. r. 3.291376; gl. bl. 9408.

Obs. X (Planche XI). *Métropéritonite (lymphangite).—Rétrécissement du bassin. — Présentation de la face — Crâniotomie.*

La nommée X... (Angèle), âgée de 24 ans, domestique, entre le 20 mars 1876 dans le service de M. le professeur Depaul, lit n° 30. Primipare, a été réglée à 17 ans pour la première fois et l'a été régulièrement depuis. Elle est atteinte de rachitisme et présente une conformation vicieuse du bassin (le diamètre promonto-sous-pubien mesure 7 1[2 cent.). Le cours de la grossesse n'a été troublé par aucun accident.

Les premières douleurs se sont fait sentir le 19 mars à 10 heures du soir, et la rupture des membranes a eu lieu le lendemain à 10 heures du matin. Après 42 heures de travail, l'accouchement naturel paraissant impossible, M. Depaul a appliqué à deux reprises le forceps sans résultat. Les bruits du cœur n'étant plus perceptibles à l'auscultation, il pratiqua la crâniotomie et l'accouchement put être terminé par une simple application du forceps. Délivrance naturelle ; l'enfant, du sexe féminin, pesait 2,750 gr. sans la masse cérébrale.

La journée du 21 s'est bien passée.

Le 22. Frisson violent ; douleurs dans le ventre au niveau des cornes utérines.

Numération des globules : Gl. r. 3,543,125; gl. bl. 17,735.

Le 23. L'état s'est aggravé ; les seins sont flasques, le ventre ballonné, toujours douloureux, surtout à la pression, pouls petit et fréquent.

Traitement : 16 sangsues (8 de chaque côté); sulfate de quinine onctions mercurielles, cataplasmes. Gl. r. 3,065,250; gl. bl. 16,848

Le 24. Même état, quelques nausées, le ballonnement du ventre très-considérable dépasse la région sous-ombilicale. Globules r. 3,467,250; gl. bl. 11,823.

Le 25. Même état. Gl. r. 3,140,625; gl. bl. 11,823.

Le 26. Excitation, facies péritonéal, respiration pénible, vomissements porracés, nouvelle application de sangsues. Gl.r.3,090,375; gl. bl. 9,754.

Le 27. Aucune amélioration, insomnie, vomissements inces-

Planche XI.- Observation 10 _ Métro-péritonite (lymphangite) Mou...

			mars 22	23	24	25	26	27	28	29	30	31	1er	2	3	4 Avril		
7	34000	50																
6																		
5	33000	100																
4																		
3	32000	150																
2																		
1	31000	200																
6000000																		
9	30000	250																
8																		
7	29000	300																
6																		
5	28000	350																
4																		
3	27000	400																
2																		
1	26000	450																
5000000																		
9	25000	500																
8																		
7	24000	550																
6																		
5	23000	600																
4																		
3	22000	650																
2																		
1	21000	700																
4000000																		
9	20000	750																
8																		
7	19000	800																
6																		
5	18000	850																
4																		
3	17000	900																
2																		
1	16000	950																
3000000																		
9	15000	1000																
8																		
7	14000	1050																
6																		
5	13000	1100																
4																		
3	12000	1150																
2																		
1	11000	1200																
2000000																		
9	10000	1250																
8																		
7	9000	1300																
6																		
5	8000	1350																
4																		
3	7000	1400																
2																		
1	6000	1450																
1000000																		
9	5000	1500																
8																		
7	4000	1550																
6																		
5	3000	1600																
4																		
3	2000	1650																
2																		
100000	1000	1700																

sants, profonde altération des traits. Gl.r.3,015,000; gl. bl. 23,351.

Le 28. Gl. r. 3,015,000; gl. bl. 26,898.

Le 29. Gl. r. 3,015,000; gl. bl. 33,400.

Le 30. Le pouls, à peine sensible, fuit sous le doigt, sueurs abondantes, hoquet, voix éteinte. Gl. r. 2,512,500 ; gl. bl. 29,558.

Le 31. Les douleurs du ventre sont beaucoup diminuées, mais le facies est toujours aussi altéré. Gl. r. 2,135,625; gl. bl. 10,641

Le 1er avril. L'amélioration paraît continuer, mais l'état général devient de plus en plus mauvais ; diarrhée. Gl. r. 2,361,750; gl. bl. 11,222.

Le 2. Gl. r. 2,386,875; gl. bl. 10,935.

Le 3. Gl. r. 2,311,500; gl. bl. 10,935.

Le 4. Le même état continue, et la malade succombe dans la soirée. Gl. r. 2,160,750; gl bl. 14,779.

CHAPITRE IV

CONCLUSIONS

I. Pour la numération des Globules rouges, il suffit de compter dans trois quadrillages, et, de prendre la moyenne. Mais si l'on veut faire la numération des Globules blancs, il faut compter dans dix champs du microscope, et prendre la moyenne des chiffres obtenus

II. Le sérum qui nous a paru le meilleur pour la numération des Globules rouges et des Globules blancs est celui dont M. Grancher a donné la formule, c. a. d.

> Eau distillée...... 40
> Sulfate de soude... 1

III. Le chiffre physiologique des globules rouges étant de 5 à 6 millions, et celui des Globules blancs de 3 à 10,000, par millimètre cube, sur un tracé dressé d'après nos tableaux, les trois lignes des Globules rouges, des Globules blancs et du rapport s'étagent dans l'ordre suivant : La ligne des Globules rouges est la plus élevée ; la ligne des Globules blancs et du rapport sont au-dessous en s'entrecroisant plus ou moins.

— 62 —

IV. Dans l'accouchement physiologique les Globules rouges diminuent toujours, tandisque les Globules blancs augmentent.

Il en résulte que sur nos tableaux, la disposition des lignes du tracé est modifiée : la ligne du rapport occupe le haut du tableau et le chiffre de ce rapport est de $\frac{1}{300}$ à $\frac{1}{600}$, tandis qu'à l'état normal il est de $\frac{1}{500}$ à $\frac{1}{1200}$. La ligne des Globules rouges vient ensuite, et au-dessous la ligne des Globules blancs.

Quelques jours après l'accouchement, les choses rentrent dans l'ordre, la ligne du rapport s'abaisse, coupe la ligne des Globules rouges, et, l'ensemble du tableau redevient normal.

V. Lorsqu'il survient à la suite des couches des complications, et particulièrement un accident conduisant à lo suppuration, tel que la méthro-péritonite (lymphangite), le chiffre des Globules blancs s'élève considérablement, et la ligne de ces Globules monte jusque dans les jours qui précèdent la mort. Ceci n'est que l'exagération, au bénéfice des Globules blancs, de ce qui se passe dans l'état physiologique.

Peut-être faut-il expliquer ce fait par la formation de collections purulentes ; on sait qu'il en est de même pour les abcès ordinaires. En tout cas, c'est un élément dont il fraudra plus tard rechercher la signification au point de vue du pronostic.

VI. Nous n'avons pas trouvé, dans les cas dits de septicémie, une modification notable dans les courbes physiologiques de l'accouchement: ce qui permet de servir au diagnostic différentiel.

Nous ne savons pas si dans les cas d'infection purulente à la suite de l'accouchement, il survient une modification dans le chiffre des globules sanguins.

C'est un point qui reste à rechercher.

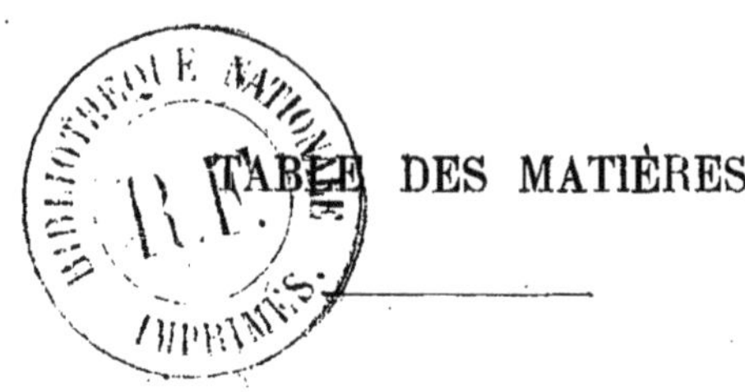# TABLE DES MATIÈRES

Paris. — Typ. A. PARENT, imp. de la Faculté de Médecine, r. M.-le-Prince, 31.

ANGULO-HEREDIA. **Essai sur la Pathogénie des Hydropisies**, in-8, 1874.   3 fr. 50

ANDRIEU. **Pièces justificatives** à l'appui de la pétition relative à l'exercice de l'art du dentiste présenté au Sénat, in-8, 1876.   1 fr. »

BOURGUET. **Brûlure par le grisou** et accidents produits par son explosion dans les mines de houille, in-8, 1876.   » fr. 75

DE CAPDEVILLE. **Otologie.** — Des signes fournis par l'examen fonctionnel de l'oreille, in-8, 1875.   1 fr. »

DUBOUÉ. **De l'Impaludisme**, in-8, 1867.   7 fr. »

— **Recherches sur les propriétés thérapeutiques du seigle ergoté**; action comparée de divers médicaments et en particulier de la quinine, de l'arsenic, de l'eau froide, du seigle ergoté et de la propylamine, in-8, 1873.   3 fr. 50

DUBRISAY. **Examen clinique des enfants.** — Considérations générales sur les maladies de l'enfance, in-8, 1876.   » fr. 50

FORTIN. **Etude sur le sulfate de quinine**, in-4, 1872.   3 fr. 50

GROMIER. **Etude sur les circonvolutions cérébrales** chez l'homme et chez les singes, in-8, 1874, avec fig.   3 fr. 50

LAGRELETTE. **De la sciatique.** Etude historique, sémiologique et thérapeutique, in-8.   3 fr. 50

LE GARREC. **Etude sur l'emploi des bougies de Béniqué** dans le traitement des rétrécissements de l'urèthre, de la blennorrhagie chronique et de la contracture douloureuse du col de la vessie, in-8, 1876. 2 fr. »

ROBBE. **Du Choléra épidémique** (1865-1866). Essai sur les formes cliniques et les indications thérapeutiques, suivi d'un mémoire sur la nature et le traitement du choléra-morbus, in-8, 1871.   3 fr. »

STOICESCO. **Du Frisson** (pathogénie et nature), sa valeur sémiologique pendant l'état puerpéral, avec 35 tracés thermo-sphygmiques, in-8, 1876.   4 fr. »

TALMY. **De la Diarrhée endémique chronique des pays chauds**, ses rapports avec le foie, son traitement par le sucre de lait, in-8, 1876.   1 fr. 50

Pour paraître très-prochainement :

Memento de Technique microscopique, ou résumé des connaissances nécessaires à ceux qui commencent l'étude du **Microscope,** par le Dᴿ LATTEUX, sous-chef du laboratoire d'histologie des cliniques, lauréat de la Faculté de médecine de Paris, officier d'académie, 1 vol. in-18, avec fig. dans le texte.

Paris. — Typ. de A. PARENT, rue Monsieur-le-Prince, 29 et 31.

www.ingramcontent.com/pod-product-compliance
Ingram Content Group UK Ltd.
Pitfield, Milton Keynes, MK11 3LW, UK
UKHW022329070726
13614UKWH00003B/1003